電話號碼

媽媽工作的電話: _____

爸爸工作的電話: _____

鄰居的名字: _____
 電話: _____

保母的名字: _____
 電話: _____

學校的名字: _____
 電話: _____

學校的名字: _____
 電話: _____

其他的電話:
名字: _____
 電話: _____

名字: _____
 電話: _____

名字: _____
 電話: _____

名字: _____
 電話: _____

名字: _____
 電話: _____

Printed in the United States of America
09 08 07 06   5 4 3 2 1
ISBN: 09720148-2-9

您的孩子生病時怎麼辦

容易讀懂 • 容易使用

Gloria Mayer, R.N.
Ann Kuklierus, R.N.

Institute for Healthcare Advancement
501 S. Idaho Street, Suite 300
La Habra, California 90631

給讀者的話

這本書是寫給媽媽，爸爸，和所有照顧小孩的人看的。我們希望這本書能夠幫助您確保孩子的安全和健康。

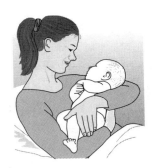

您拿到這本書之後，可以

- 在本書前面幾頁，填完那些電話號碼。然後，把書放在容易找到的地方。
- 翻到第 vi 到第 x 頁的地方，看本書的內容。
- 看一下第 2 到 8 頁，並照著那裡說的安全重點做。
- 看第 v 頁就知道什麼時候應該打電話給醫生。
- 每天看幾頁這本書的內容，這樣，可以幫助您了解當孩子生病的時候，應該怎麼辦。
- 去上 CPR (心肺復甦術) 的課。這個課會教您如果孩子的呼吸或心臟停止了，或是如果孩子噎到了，該怎麼辦。請打電話問您住家附近的醫院，美國心臟協會，或美國紅十字會，到哪裡可以上這個課。
- 這本書最後面有生字表，解釋一些字的意思。

這本書由專業照護小孩的醫生和護士看過，這些醫生和護士同意書上的內容，他們覺得這本書給了安全而有益的資訊。

但是，**每個小孩都不太一樣**。這本書上有些說法不能用在您孩子的身上。每一位媽媽，爸爸，或照顧小孩的人必須要自己決定什麼時候應該打電話給醫生，還有什麼時候應該要去醫院。如果您的孩子生病了，但是您不知道怎麼辦，有問題，或不確定這本書上的建議對不對，就請馬上打電話給您的醫生。每次都要聽從您的醫生或護士說的。

什麼時候要打電話
給醫生或診所

有的時候，您必需馬上打電話給醫生或尋求幫助。下面就是幾個例子：

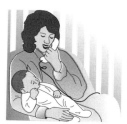

- 您的孩子呼吸困難。

- 流血不止。

- 任何您覺得可能會讓孩子死亡的傷害。

- 您的孩子尿中或大便中有血。

- 咳嗽出血或嘔吐出血。

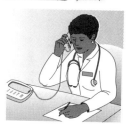

- 連續六小時拉肚子且沒有小便。

- 您寶寶頭上軟軟的那一點腫腫的或是凹凹的。

- 您孩子的耳朵痛，或是耳朵裡面有流東西或流血出來。

- 您的孩子吞嚥困難或是不吃東西。

- 您的孩子發燒和脖子硬硬的。

- 如果您寶寶不到兩個月大，但是發燒到華氏 100.2 度（肛溫）。

- 如果您寶寶是兩個月到六個月大，但是發燒到華氏 101 度（肛溫）。

- 如果您寶寶是六個月到兩歲大，但是發燒到華氏 103 度（肛溫）。

上面只舉了少數的例子，教您在什麼時候需要馬上打電話給醫生或尋求幫助。這本書裡面還舉出更多其他需要馬上打電話給醫生或護士的情況。

這本書的內容

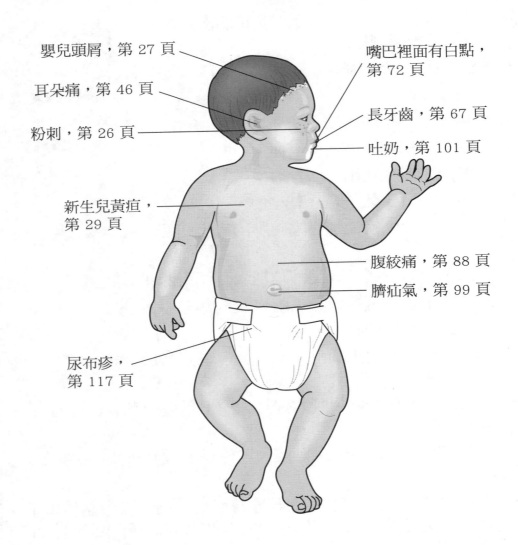

嬰兒頭屑，第 27 頁

耳朵痛，第 46 頁

粉刺，第 26 頁

新生兒黃疸，
第 29 頁

尿布疹，
第 117 頁

嘴巴裡面有白點，
第 72 頁

長牙齒，第 67 頁

吐奶，第 101 頁

腹絞痛，第 88 頁

臍疝氣，第 99 頁

這本書的內容

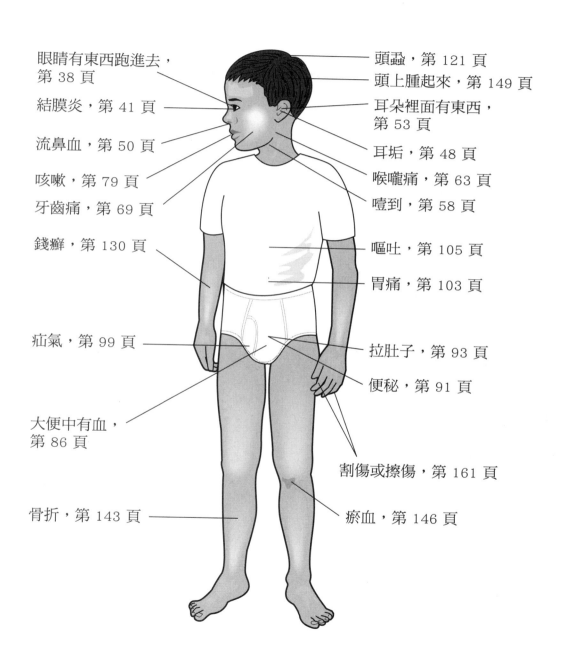

眼睛有東西跑進去，第 38 頁

結膜炎，第 41 頁

流鼻血，第 50 頁

咳嗽，第 79 頁

牙齒痛，第 69 頁

錢癬，第 130 頁

疝氣，第 99 頁

大便中有血，第 86 頁

骨折，第 143 頁

頭蝨，第 121 頁

頭上腫起來，第 149 頁

耳朵裡面有東西，第 53 頁

耳垢，第 48 頁

喉嚨痛，第 63 頁

噎到，第 58 頁

嘔吐，第 105 頁

胃痛，第 103 頁

拉肚子，第 93 頁

便秘，第 91 頁

割傷或擦傷，第 161 頁

瘀血，第 146 頁

這本書的內容

安全須知 1

筆 記

_____

_____

_____

_____

_____

_____

_____

_____

_____

_____

_____

_____

_____

_____

安全須知

這是什麼意思？

安全須知就是怎麼保護您孩子安全的一些重點。
很多孩子因為意外而嚴重受傷或死亡。
請小心，要注意這些重點來保護您孩子的安全。

我應該怎麼做才能避免孩子骨折？

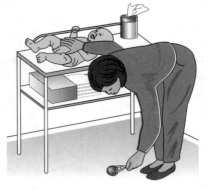

- 千萬不要讓幼兒一個人坐在高處，而沒人在旁邊，即使只有幾秒鐘的時間也不行。高處包括沙發椅，換尿布的桌子，或是購物車。您的孩子很可能會摔得很厲害。

- 隨時都保持嬰兒床的欄杆高到寶寶的下巴的高度。

- 不要用學步車，因為寶寶很可能會翻倒或撞倒安全隔門。

- 您的窗戶上要使用安全鎖，因為小孩可能會開窗戶，然後不小心摔出去。

我應該怎麼做才能避免小孩燒傷？

- 把火柴和打火機放在小孩拿不到的地方。教小孩不要玩火柴或其他會起火的東西。

- 每個臥室和走道都裝上煙霧警報器。每個月檢查煙霧警報器的功能，每四到六個月裝上新的電池。

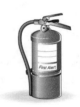

- 家中要裝滅火器，並裝在方便取用的地方，也要知道如何使用。

- 教您的孩子如果他們的衣服著火了，應該怎麼樣站住，馬上撲倒在地上，然後在地上打滾滅火。

安全須知

- 把熱水器的溫度設在華氏 120 度，如果溫度更高的話，孩子可能會被從自來水龍頭流出來的熱水燙傷。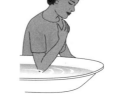

- 把孩子放到浴缸內之前，先確定洗澡水不會太熱，可以用您的手肘測試水溫。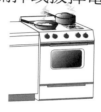

- 讓孩子遠離爐子，熨斗，和捲髮器等。當您沒有使用這些東西時，關掉或拔掉電源。

- 小孩喜歡伸手抓東西，所以要把鍋子的把手往內轉，小孩才拿不到。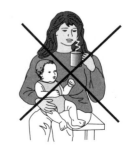

- 喝像咖啡等熱飲時，千萬不要抱小孩。

- 在爐子旁邊煮東西時，千萬不要抱小孩。

- 千萬不要用微波爐來加熱您孩子的奶瓶或食物。有些部份會變得很熱，而燙傷孩子。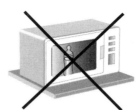

- 要教每個孩子萬一發生火災時，應該怎麼辦。

我應該怎麼做才能避免孩子噎到？

- 嬰兒和幼兒可能會因為下面這些食物而噎到:
    - 爆米花
    - 花生
    - 口香糖
    - 葡萄
    - 熱狗
    - 葡萄乾
    - 小小的硬糖果如 M&M's 巧克力等
    - 生的蔬菜

- 不要給幼兒又小又硬而圓的東西吃。

- 小孩會因為下面東西而噎到:
    - 氣球
    - 櫻桃核
    - 手錶電池
    - 硬幣
    - 柳橙子

- 教孩子如何把食物細嚼慢嚥。並把像熱狗,葡萄,和生的蔬菜等食物切成很小塊。

- 看著孩子吃東西。

- 不要讓孩子在口內含有東西時奔跑。

- 檢查所有玩具看看有沒有可能被拆下來的小組件。

- 不要給幼兒那些有比下圖更小的組件的玩具:

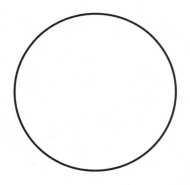

- 每天檢查寶寶的奶嘴看看有沒有裂痕或破掉。每兩到三個月就買一個新的奶嘴。

- 教孩子只有食物能進到嘴巴內。

安全須知

我應該怎麼做才能避免孩子溺水？

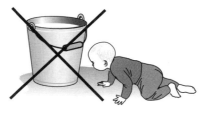

- 幼兒可能會因為很少量的水就溺水，例如一桶水的量。不要讓桶內裝有水。不用時，把嬰兒吹氣泳池弄乾。

- 幼兒也可能會在馬桶內溺水。所以一定要蓋住馬桶蓋並鎖住。把浴室的門鎖起來，或是用安全隔門，這樣寶寶才不會跑到浴室內。

- 千萬不能留小孩一個人在水邊。就算只有幾秒鐘都不能冒這個險。

- 不要留小孩一個人在浴缸裡。就算只有幾秒鐘都不能冒這個險。

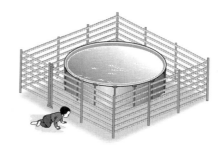

- 泳池，熱按摩浴池，池塘和其他有水的地方旁邊都裝上柵欄。

- 教您滿四歲大的孩子怎麼游泳，**但是隨時都要在孩子旁邊**。會游泳的孩子還是可能溺水的。

- 教您的孩子不要獨自一個人靠近水邊。

- 教您的孩子一定要有大人陪著時才去游泳。

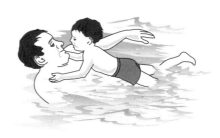

安全須知

我應該怎麼做才能避免孩子頭部受傷？

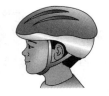

- 有些運動一定要讓孩子戴上安全帽，例如騎腳踏車， 溜滑輪，溜滑板，和騎電動代步車等。安全帽應該蓋到孩子的額頭。

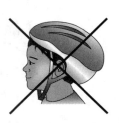

- 讓孩子坐在車後座，因為這是對孩子最安全的位子。坐車時，務必讓孩子坐汽車兒童安全座椅或是繫安全帶。

- 如果您的車子有乘客用安全氣囊，就**千萬不能**讓孩子坐在前座。

- 您使用的汽車兒童安全座椅類型要看孩子的年齡和體重來決定。

    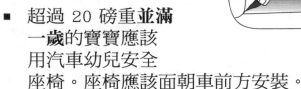

    - 不到 20 磅重的寶寶要用汽車嬰兒安全座椅。座椅應該面朝車後方安裝。座椅應該往後靠。

    - 超過 20 磅重**並滿一歲**的寶寶應該用汽車幼兒安全座椅。座椅應該面朝車前方安裝。

    - 加州法律有規定何時應讓兒童坐在加高座椅。請詢問您的醫生或護士。

- 千萬別讓您的孩子一個人坐在高處，因為這樣他或她可能會跌倒。

- 隨時都保持嬰兒床的欄杆高到寶寶的下巴的高度。

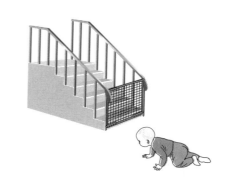

- 在樓梯口裝隔門，讓孩子不能上下樓梯。

- 所有通到樓梯的門都鎖起來。

- 千萬不能搖晃或打您的寶寶。因為寶寶的腦部很軟，搖晃會傷害或甚至造成寶寶的死亡。

我應該怎麼做才能避免孩子中毒？

- 買藥時要選擇有防止孩童開啟的安全蓋子。

- 把藥物和維他命放置在孩子拿不到的地方。

- 如果家中有客人，請問他們有沒有帶著任何藥物，如果有的話，把他們的藥物放置在孩子拿不到的地方。

- 千萬不要告訴孩子藥物是糖果。

- 給孩子藥物時，要先讀清楚標籤。很多失誤是在晚上發生的，所以要把燈打開，讀清楚藥瓶上的標籤。

- 不要把別人的藥物給您的孩子。

- 所有清潔用品和其他有毒物品都儲存在鎖住的櫃子中。 不然您的孩子可能會誤食。不要把香皂，清潔用品或任何其他東西儲存在廚房或浴室的洗手台下面。

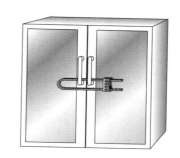

- 把東西儲存在原來的包裝。不要把有毒物品存放在食物罐或瓶子內。

- 別讓您的孩子把舊油漆剝落而吃下去，這樣會造成鉛中毒。
- 千萬不要把清潔用品如漂白劑和氨水混合，這樣會產生有毒氣體，嚴重危害您的健康。

還有其他什麼我可以做的來保護我孩子的安全？

- 千萬別讓您孩子一個人待在車內，就算只有幾分鐘都不能冒這個險。
- 讓寶寶仰睡，而不是趴睡。不要在寶寶搖籃內放枕頭。**千萬不要**讓您的寶寶睡在水床上。
- 嬰兒和幼兒喜歡抓東西，所以要讓寶寶的搖籃遠離他能抓進搖籃內的東西。例如百葉窗，窗簾，和吊線。
- 所有的電線都放置在孩子拿不到的地方。不然孩子可能拿電線繞住脖子而致死。孩子也可能拉電線而把東西拉過來打到他自己的頭。
- 把所有電器插頭都用塑膠安全套蓋住。
- 教孩子千萬不要在碰水的時候同時觸碰電燈開關或其他電器。
- 把尖銳的東西放在孩子拿不到的地方。例如刀子、針、別針和釘子。
- 把塑膠袋放在孩子拿不到的地方。
- 把家具的尖銳角落包蓋起來。

照顧您生病的孩子 2

筆 記

怎麼知道您的孩子有發燒

這是什麼意思？

發燒就是身體的溫度很高。大部份孩子的正常體溫是差不多華氏 98.6 度。如果要知道您的孩子有沒有發燒，就要量您孩子的體溫。**您一定要用體溫計**，有時候您的孩子可能摸起來覺得熱熱的，但是並沒有真的發燒。如果發現您的孩子是真的發燒，請翻到第14頁。

怎麼量體溫？

有幾種方法可以用來看您的孩子有沒有發燒，如果您不確定要用哪一種，可以詢問您的醫生或護士。

下面教您怎麼用電子體溫計，這種體溫計既安全又好用。

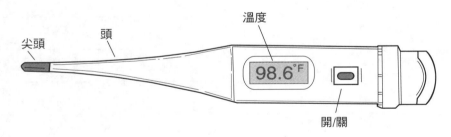

溫度
尖頭　　頭
98.6°F
開/關

- 電子體溫計有許多種，請讀一下體溫計附送的說明單學習怎麼使用。這張說明單要和體溫計放在一起，以後可以再看。

- 如果您不知道怎麼用體溫計，可以請問護士或藥房的人。

- 電子體溫計是用電池的，所以不用的時候要關掉。

怎麼知道您的孩子有發燒

- 電子體溫計可以用來量：
  - 肛溫
  - 口溫
  - 腋溫

- 您用電子體溫計來量肛溫之後，不能再把體溫計放到嘴巴裡面，但是可以放到腋下。

肛溫

- 請問您的醫生或護士看您應不應該在家裡量肛溫。

- 千萬不要用玻璃體溫計來量肛溫。

- 量肛溫之前，您可以用一種特別的塑膠套(叫做尖頭套)套在體溫計較尖的那一頭。如果您用這種塑膠套，每次用完後就要丟掉。

- 體溫計較尖的那一頭或塑膠套上面可以擦水溶性的 K-Y 乳膠，這樣體溫計可以比較容易插入肛門。**不要用凡士林(Vaseline)或石油副產品的乳膠類。**

- 讓您寶寶的肚子躺在您的大腿上。

- 如果是大一點的孩子，您可以讓他躺在換尿布桌或床上。

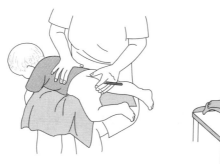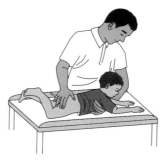

- 把體溫計插入肛門不要超過 1/2 吋深。應該很容易插進入，不要用力推進去。

1/2 吋

- 把體溫計固定，也讓您的小孩別動。不要讓您的孩子轉身壓到了體溫計。
- 量肛溫需要差不多一分鐘的時間。量好時，體溫計會發出嗶聲。
- 有些體溫計也會用嗶聲告訴您位置放對了。請讀說明單看怎麼使用這個功能。
- 體溫會顯示出來，這樣您就知道體溫是幾度。

| 100.2 °F | 一百點二度 |

| 102 °F | 一百零二度 |

- 您一定要會讀體溫計的度數。如果您需要幫忙，請問醫生，護士，或藥房的人。
- 用肥皂和溫水(不是熱水)來清潔體溫計的尖頭和頭。不要把整個體溫計都放到水裡面。

口溫

- 如果您的孩子可以把體溫計含在舌頭下，然後把嘴巴閉起來，就可以量口溫。
- 用肥皂和溫水(不是熱水)來清潔體溫計。
- 讓您的孩子不要喝任何東西十五分鐘之後再量口溫。
- 把體溫計放在您孩子的舌頭下面，讓孩子閉緊嘴巴。
- 孩子把體溫計含在嘴巴內的時候，您要陪在他的旁邊，您可以用手幫他固定體溫計。
- 量口溫需要差不多一分鐘的時間。量好時，體溫計會發出嗶聲。
- 您孩子的體溫會顯示在體溫計上。請讀第 12 頁看怎麼讀體溫的度數。

腋溫

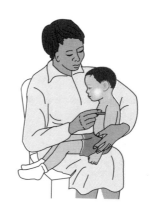

- 這種量法量出的可能不是最正確的體溫。所以如果您是用這種方式量出孩子的體溫，就要告訴您的醫生。

- 請讀體溫計所附的說明書看要放在腋下多久。

- 用毛巾幫您孩子把腋下擦乾，然後把體溫計的尖頭放在腋窩正中央的地方。

- 讓您孩子的手肘靠緊他的身體。

- 如果孩子體溫超過 100 度，請再量一次肛溫或口溫。

- 請讀第 12 頁看怎麼讀體溫的度數。

還有其他什麼有關量體溫的事情是我應該知道的？

- 電子體溫計不是玩具，不要讓您的孩子拿得到。

- 還有其他種的體溫計，如果您不知道要用哪一種，請問您的醫生或護士。

發燒

這是什麼意思?

發燒就是口溫超過華氏 99－99.5 度或肛溫超過華氏 100－100.5 度。所有的孩子都會發燒，發燒通常就是有感染。大部份孩子的正常體溫大約是華氏 98.6 (口溫)度。在您孩子健康的時候量他的體溫，這樣您就知道孩子的正常體溫是多少。

我會看到什麼？

- 孩子可能會臉紅。
- 您孩子的皮膚很熱，也可能濕濕的。
- 您孩子可能會發冷。
- 眼神可能會呆滯。
- 您孩子的呼吸和心跳可能很快。
- 您孩子可能不停吵鬧和頭痛。

在家裡，我應該怎麼做？

- 給您的孩子多喝液體。冰棒和冷飲可以幫助退燒。
- 給您的孩子穿輕便一點的衣物，穿太多衣服會讓發燒更嚴重。
- 讓您孩子的房間涼快，把暖氣調低。如果房間太熱，就用風扇。
- 白天的時候，每四個小時量一下您孩子的體溫。如果您孩子看起來或感覺生病了，就多量幾次他的體溫。

- 如果您孩子不停吵鬧或不吃不喝，若發燒超過口溫華氏 101 度的話，每四到六小時給孩子吃 Tylenol 藥。請讀標籤看要給多少藥，或請問您的醫生或護士。

- **不要給不到 21 歲的人吃阿斯匹靈**，因為阿斯匹靈會讓小孩很不舒服。

- 孩子吃了 Tylenol 藥過 30 分鐘後，給他量一下體溫。如果還是超過口溫華氏 102 度或肛溫 103度 的話，就用微溫水和濕海綿幫孩子擦澡。

- 幫您的孩子洗海綿澡的方式就是，讓您的孩子泡在三吋深的微溫水中，用毛巾幫您孩子洗 10 到 15 分鐘，如果孩子開始發抖就不要再洗。發抖會讓發燒更嚴重。

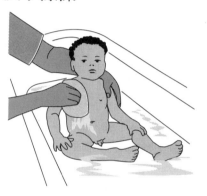

- 不要在海綿泡澡水中加入擦拭酒精。

我什麼時候應該打電話給醫生或護士？

- 如果您的寶寶不到兩個月大，而且發燒超過肛溫華氏 100.2 度的話。

- 您的寶寶是兩個月到六個月大，而且發燒超過肛溫華氏 101 度的話。

- 您的孩子六個月大以上，而且發燒超過肛溫華氏 103 度的話。

- 您的孩子發生抽搐。**請打 911 電話**。

- 您的孩子一被摸到或動到就哭不停。

- 您的孩子脖子很硬(孩子的下巴碰不到胸部)。

- 您的孩子很難叫醒。

- 您的孩子呼吸困難。
- 您寶寶頭上軟軟的那一點腫腫的或是凹凹的。
- 您的孩子咳得很厲害，而且喉嚨上有白點，小便時有灼熱感，或是耳朵痛。
- 您的孩子有皮膚感染的樣子，例如皮膚痛，發紅，皮膚上流出膿。
- 您孩子皮膚出疹。
- 您孩子嘔吐或肚子痛。
- 您孩子皮膚上有地方像瘀青。

如果我的孩子抽搐，我應該怎麼辦？

- 孩子發高燒的時候可能會抽搐。**請打 911 電話**。孩子抽搐一定要看醫生。
- **不要**強迫手臂和腿停止晃動。
- 讓您孩子側躺，這樣他或她才不會被嘔吐的東西噎到。

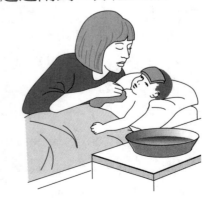

- 不要把任何東西放進您孩子的嘴巴。
- 如果您孩子呼吸困難，或臉色發青，**請打 911 電話**，另外，如果抽搐連續超過兩到三分鐘的話，也**請打 911 電話**。
- 把太熱太緊的衣服和襪子脫掉來降低體溫。
- 在孩子額頭和脖子上放濕涼的毛巾。
- 孩子躺在床上時，用微溫水和濕海綿幫孩子擦澡。

- 如果孩子開始發抖就不要再洗，並幫他稍加毯蓋暖和。

- 在孩子抽搐時，不要讓他進浴缸。

- 正在抽搐或緊接在抽搐之後，不要給孩子東西吃或喝。

還有其他什麼有關發燒的事情是我應該知道的？

- 發燒不是病，只是身體對生病或受傷的反應。

- 大部份的發燒是因為病毒感染造成的，通常兩三天就會好。

- 很少小孩會因為發燒而抽搐。

- 您的孩子打完預防針之後，有可能會發燒，但是會在 24 時之內退燒。

感染

這是什麼意思？

感染就是由您看不到的細菌造成的生病。

這些細菌會從一個人身上傳染到另一個人身上。

您的孩子的感染可能是在身體裡面，像是傷風或感冒，感染也可能是在皮膚上，例如割傷和擦傷等。

我會看到什麼？

如果身體內有感染，您可能會看到：

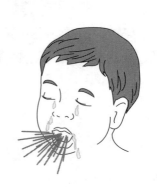

- 打噴嚏和咳嗽

- 發燒

- 耳朵，喉嚨，頭，或其他地方會痛

- 小便時有灼熱感

- 小孩不想吃或喝東西

- 小孩看起來而且感覺生病了

如果是皮膚上有感染，您可能會看到：

- 發紅

- 在靠近割傷或會痛的地方有出現紅色條痕

- 皮膚又腫又熱

- 從割傷或會痛的地方有黃色的東西(膿)流出來

- 發燒

- 會痛

在家裡，我應該怎麼做？

- 如果您的醫生有開藥，一定要全部吃完，就算您的孩子幾天之後已經看起來都好了，還是要把藥吃完。
- 給您的孩子很多液體喝。
- 用肥皂和水把皮膚感染的地方洗乾淨。
- 把皮膚浸濕。如果您的醫生說要擦藥，就把藥擦上。

我什麼時候應該打電話給醫生或護士？

- 如果您覺得您的孩子有感染。
- 如果感染好像更嚴重了。

我應該怎麼做才能避免感染的傳佈？

教您的孩子下面這些事情，才能避免感染的傳佈：

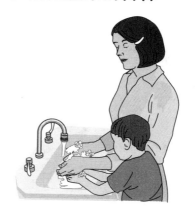

- 經常洗手。不要用手去碰鼻子和嘴巴。
- 打噴嚏和咳嗽時，用面紙蓋住嘴巴和鼻子。
- 要用乾淨的面紙。一用完就把面紙丟到垃圾桶內。
- 不要親吻別的孩子和寵物。
- 不要用別的孩子的杯子，湯匙，和毛巾。
- 不要碰別的孩子身上的疹子或會痛的地方。

您可以這麼做來避免感染的傳佈：

- 打預防針可以避免孩子受到一些感染。確定您的孩子打了所有該打的預防針。

- 把您的手洗得很乾淨並經常洗。

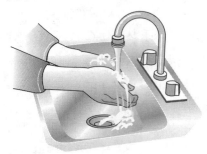

- 很多感染是在廚房造成的。要用塑膠切菜板，
  因為細菌比較容易留在木頭的切菜板上。
  經常用熱水和肥皂清洗塑膠切菜板。

- 如果您切菜板上或流理台上放了生肉，
  之後要用肥皂和水把這些地方洗乾淨。
  洗乾淨後，才放上其他食物。

- 把食物煮熟，特別是雞肉和其他肉類。
  煮熟才能殺死細菌。

- 不要把會壞掉的食物在室溫下放在外面，
  一定要把食物放進冰箱。

- 把髒的尿布放進有蓋子的垃圾桶。

- 經常用肥皂和熱水把玩具洗乾淨。
  您也可以用漂白劑和水來洗玩具。
  把 1 盎司的漂白劑和 8 杯水(64 盎司)混合。

- 維持您家裡的清潔乾淨。

成藥

這是什麼意思？

藥房架子上就拿得到的藥就是**成藥(OTCs)**，也就是您在藥房不需要醫生給處方單就買得到的藥。這些藥能讓孩子覺得比較舒服。

我會看到什麼？

成藥有很多種，但是您的孩子只需要幾種。您需要知道的這些成藥是：

- Tylenol (Acetaminophen)。發燒或止痛用。
- 像 Robitussin DM 這類咳嗽藥。您的孩子乾咳睡不著覺時用。
- Dimetapp Elixir 或 PediaCare。鼻塞或流鼻水用。
- 菱鋅礦乳液(Calamine lotion)。 蚊蟲咬傷和接觸到毒葛時用。
- Desitin 或氧化鋅藥膏。尿布疹用。
- Benadryl (不含酒精)。流鼻水，咳嗽，疹子會癢，或暈車用。

在家裡，我應該怎麼做？

- 給不到九個月大的寶寶成藥之前，請先打電話給您的醫生。尿布疹乳膏不需先打電話給醫生就可以使用。
- 只有需要時才給成藥。如果您的孩子雖然發燒，但仍然可以玩耍吃喝，就不需要吃 Tylenol 藥。
- **不要給您的孩子阿斯匹靈吃**，因為阿斯匹靈會讓小孩很不舒服。給他吃 Tylenol 藥。

- 一定要給正確的藥量，藥量太多會中毒甚至死亡！
  要先讀清楚標籤，如果您不確定應該給多少藥，
  請問您的醫生，護士，或藥劑師。

- 除非您的醫生這麼說，不然不要把您的孩子叫醒來吃
  成藥。

- 一定都要用藥品所附的
  湯匙，藥杯，或滴管來
  餵藥。如果弄丟了，請
  藥房的人再給您一根。

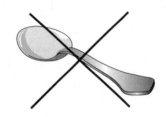

- **不要**用廚房的湯匙來量
  藥的多少，因為這樣會給太多或太少。

- 如果孩子正在嘔吐，就不要給他口服藥，
  也不要給想睡覺，正在哭，或咳嗽的孩子口服藥。
  不然孩子可能會被藥噎到。

- 不要搞混了茶匙和湯匙這兩個詞。茶匙的記號是小寫
  的 t，湯匙的記號是大寫的 T。一個湯匙等於三個茶
  匙的量。

t	= 茶匙	= Tsp.	= 5 ml.	或 5 cc
T	= 湯匙	= Tbsp.	= 15 ml.	或 15 cc

- 所有的藥都放在本來的藥罐內。
  所有的藥都不能讓孩子拿得到。

- 不要把藥叫做「糖果」。

成藥

我什麼時候應該打電話給醫生或護士？

- 您不確定應不應該給您的孩子成藥。
- 您不知道應該給您的孩子多少藥。
- 您覺得您的孩子可能有對藥過敏的反應。
  例如孩子可能臉腫起來，身體發疹，呼吸困難，
  或嘔吐。
- 您很擔心或有問題要問。

還有其他什麼有關成藥的事情是我應該知道的？

- 注意安全。每次餵藥之前都要讀清楚標籤。
- 成藥不會讓您的孩子更快好，只是會讓孩子舒服一點。
- 如果您的孩子有氣喘，餵成藥之前，先問您的醫生，
  護士，或藥劑師。

您的新生兒 3

筆記

_____

_____

_____

_____

_____

_____

_____

_____

_____

_____

_____

_____

_____

_____

新生兒粉刺

這是什麼意思？

臉上長的小白點。粉刺可能在寶寶兩到四周大時開始長，通常在寶寶四到六個月大時會消失。

我會看到什麼？

- 中間黑色，叫做黑頭粉刺的痘子。
- 中間淡色，叫做白頭粉刺的痘子。
- 痘子常常是在鼻子，臉上，或脖子上。

在家裡，我應該怎麼做？

- 用像 Dove 這類溫和的肥皂，輕輕地洗臉。
- 不要擠或抓痘子。
- 不要在痘子上面擦乳膏或任何其他東西。

我什麼時候應該打電話給醫生或護士？

- 痘子變紅或開始流膿。

還有其他什麼有關粉刺的事情是我應該知道的？

- 很多寶寶的痘子在四到六個月大時會消失，不需要治療。
- 痘子不會從一個人身上傳佈到另一個人身上。

嬰兒頭屑

這是什麼意思？

嬰兒頭屑是從身體的油和舊的皮膚在頭上累積而成的。
嬰兒頭屑是新生兒很常見的，看起來很嚴重，
但是不會癢也不會傷害寶寶。

我會看到什麼？

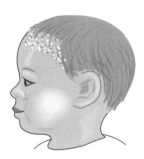

- 寶寶頭上(頭皮)有
  黃色油痂或鱗屑。
- 寶寶的額頭上，眉毛裡，
  或耳後也可能有痂。

在家裡，我應該怎麼做？

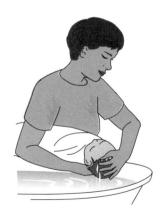

- 一天一次用嬰兒洗髮精洗寶寶
  的頭。
- 洗髮精在寶寶頭上時，用軟梳
  子梳頭，這樣可以去痂。再用
  很密的梳子梳掉鱗屑，然後把
  寶寶的頭沖乾淨。
- 如果鱗屑很厚，在寶寶頭上抹
  嬰兒油。30 分鐘之後把寶寶
  的頭用洗髮精洗乾淨。
- 有些頭髮會跟著頭屑掉下來。
  這沒有關係。頭髮會再長回來的。

27

嬰兒頭屑

我什麼時候應該打電話給醫生或護士？

- 如果持續每天洗頭和梳頭兩個星期，但是還有頭屑。
- 寶寶耳後有水水的疹子。

還有其他什麼有關嬰兒頭屑的事情是我應該知道的？

- 頭屑可能在您寶寶一週大的時候開始。
- 通常在治療兩個星期之後就會好的。有可能再長。

新生兒黃疸(黃疸)

這是什麼意思？

新生兒的皮膚和眼睛是黃色或橘色的。
寶寶可能在兩到四天大的時候開始出現黃色。
黃色可能會維持一個星期之久。

我會看到什麼？

- 寶寶的臉，胸部，肚子，和背部看起來是黃色或橘色的。
- 眼睛黃黃的。
- 有時候寶寶的手臂和腿也看起來是黃色或橘色的。

在家裡，我應該怎麼做？

- 每兩到三小時餵寶寶一次。
- 確定寶寶每天至少尿濕六片尿布。
- 每天在明亮的窗戶旁邊看寶寶的顏色。
  如果寶寶又變更黃或更橘，就打電話給您的醫生。

我什麼時候應該打電話給醫生或護士？

- 寶寶出生後一定要去看醫生。
- 寶寶變得更黃或更橘，或是寶寶的手臂和腿也變成黃色或橘色。
- 黃色或橘色持續超過一個星期。
- 寶寶發燒。 請翻到第 10 頁看寶寶發燒時應該怎麼辦。

新生兒黃疸(黃疸)

- 寶寶很想睡，而且吸奶吸不好。
- 寶寶 24 小時內沒有大便兩次以上。
- 寶寶看起來生病了。
- 寶寶一天沒有至少尿濕六片尿布。

肚臍流東西出來

這是什麼意思？

液體從您寶寶的肚臍流出來。

我會看到什麼？

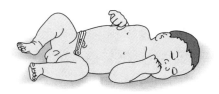

- 雖然臍帶被綁或夾起來了，但是仍然連著肚臍。

- 肚臍旁邊的皮膚可能發紅又粗糙。

- 肚臍周圍可能有液體流出來。液體可能是黃色，綠色，或有帶血。

- 肚臍上或旁邊可能有乾了的痂。

在家裡，我應該怎麼做？

- 隨時保持肚臍乾燥。尿布穿在肚臍下方。 您可以在免洗尿布上剪一個 V 形，或是把布做的尿布折低一點。

- 儘量讓肚臍通風。

- 肚臍旁邊都清乾淨，每次換尿布時都這麼做，可以用棉花棒或棉花球沾 70% 的擦拭酒精來清潔。可以在藥房或食品店買得到，和您喝的酒精飲料是不一樣的。

肚臍流東西出來

- 把臍帶拿高然後清連接身體的部份。
  不用擔心傷到寶寶，因為這種酒精不會刺激的，
  但是酒精涼涼的，所以寶寶會哭。
- 除非肚臍完全復原了，要不然請不要把臍帶弄濕。
  臍帶後來自己會掉的。
- **不要**在肚臍附近擦粉或乳液。

我什麼時候應該打電話給醫生或護士？

- 三週大時，臍帶還沒掉。
- 在臍帶下面的夾子掉了。
- 寶寶肚臍附近的皮膚有紅色的條痕。
- 寶寶發燒。
- 肚臍周圍有腫脹或發紅。
- 肚臍周圍臭臭的。
- 肚臍周圍有疹子或水泡。
- 寶寶的肚臍周圍流出很多膿。這些膿比兩毛五的硬幣
  還多。
- 寶寶肚臍流血出來，而且用壓的還不能止血。

還有其他什麼有關肚臍流東西出來的事情是我應該知道的？

- 肚臍周圍有一點點流膿是正常的。
- 臍帶應該一到兩週後會掉。
- 讓臍帶自己掉下來。就算已經掉了一半，
  也不要把它拔掉。
- 用擦拭酒精清潔可以避免感染，
  也可以幫助臍帶乾燥然後就掉下來。
- 臍帶掉下來時可能會流一點血。流的血不應該比兩毛
  五的硬幣還多，而且應該輕輕壓五分鐘就會停的。

打預防針(疫苗)

這是什麼意思？

打預防針預防您的孩子得到疾病。您的醫生會決定什麼時候給您的幼兒打第一次預防針。

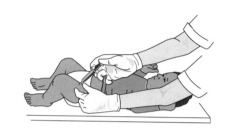

我會看到什麼？

- 打針的地方一些發紅、痛、和腫脹。
- 您的孩子可能會哭並吵鬧。
- 有些針可能會讓您的孩子發燒和發疹。

在家裡，我應該怎麼做？

- 讓您的孩子休息。
- 如果發燒和會痛，就給他吃 Tylenol 藥。讀包裝說明看要給多少藥量。
- 給您的孩子喝更多的液體。

我什麼時候應該打電話給醫生或護士？

- 您孩子哭了超過三個小時。
- 您孩子打針的地方非常痛。
- 您孩子發燒超過 48 小時。
- 您孩子看起來生病了。
- 打針的地方發紅的部份大於兩吋或半塊美元 (五角) 硬幣的大小。24 小時後，紅色的部份變大了。

- 您孩子有抽搐的現象。
- 您孩子很想睡覺，不起床吃東西。

還有其他什麼關於預防針的事情是我應該知道的？

- 預防針有時又叫做接種疫苗。
- 您孩子需要打所有的預防針。
- 您的醫生會給您一張紀錄表，列了您孩子打的針。將這張表放在安全的地方（您也許可以把它夾在這本書裡）。您孩子開始上學後，您會需要它。
- 每一次看醫生都要把打針的紀錄表帶著。
- 如果另一家診所要給您孩子打針，要告訴您的醫生。
- 您的醫生可能要給您孩子打其他預防針，或在不同年齡時打，跟第 36 頁上列的不一樣。這沒關係，這是要看您孩子的健康狀況和其他事情決定的。您可以跟郡立健康局要更多關於預防針的資訊。

打預防針(疫苗)

孩子需要打的預防針隨年齡而不同。
請問醫生、護士、或診所。

	0 - 2 個月大	2 個月大	4 個月大	6 個月大	6-18 個月大	12-15 個月大	15-18 個月大	24 個月大	4-6 歲大	11-12 歲大
B型肝炎	X	X(1)			X					X(2)
白喉 破傷風 百日咳		X	X	X			X		X	
b型 H. influenzae 流行性感冒		X	X	X		X				
小兒麻痺		X	X		X				X	
小兒麻痺 肺炎多糖 疫苗		X	X	X		X				
麻疹 腮腺炎 德國麻疹						X			X	X(2)
水痘						X(3)				X(2)
A型肝炎								X(4)		
破傷風 白喉 加強預防針										X
流行性感冒					X(5)					

1 這一針是在第一針過後的一個月打。

2 如果以前沒有打過,打的量不對,或是在不對的年齡打,
　就必需要在這個年紀打這套預防針。

3 這套預防針是要給12個月大以上,還沒有得過水痘的孩子。

4 有些州提供這個預防針,請詢問您的醫生。

5 每年都會提供這套預防針給高危險群的孩子,請問您的醫生。

材料取自: 美國小兒科學會 2005 年預防接種時間表

您孩子的眼睛 4

筆記

眼睛裡有東西跑進去

這是什麼？

眼睫毛，灰塵，還是其他東西或液體跑到您孩子的眼睛裡。

我會看到什麼？

- 眼睛可能變紅。
- 您孩子可能沒辦法張開眼睛。
- 您孩子可能一直在流很多眼淚。
- 您孩子在很快地眨眼睛。
- 您孩子可能試著揉眼睛。
- 您可能看到小孩眼中有什麼東西。

在家裡，我應該怎麼做？

- 讓孩子不要揉眼睛。
- 如果您小孩眼中進了什麼液體，要立刻用大量溫水沖洗眼睛十到十五分鐘。將小孩的眼睛在流水中撐開。您也可以用滴管或水杯來沖洗。

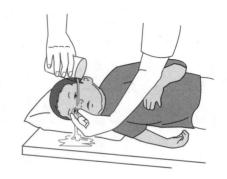

- 在眼角處找看看有沒有異物。

眼睛裡有東西跑進去

- 將下眼皮拉開找掉進眼睛的東西。

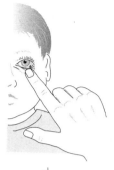

- 用棉花棒翻開上眼皮，來檢查上眼皮裡面。

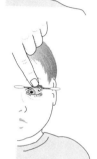

- 如果您看到什麼東西，用溫水沖洗眼睛。
- 如果有任何東西穿入眼睛裡，不要試著取出。用濕手巾蓋住**雙眼**。通知您的醫生或是到醫院去。

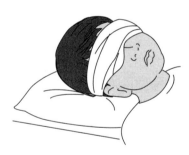

我什麼時候應該打電話給醫生或護士？

- 有東西穿入眼睛裡。
- 您小孩覺得有東西在眼睛裡，但是您找不到什麼東西。
- 有液體或血從眼睛裡流出來。
- 您小孩的眼睛很痛。
- 沖洗眼睛完後一個小時，您小孩仍然看不清楚。
- 灼燙的液體跑到您小孩眼睛裡面。

還有其他什麼有關眼睛裡有東西的事情是我應該知道的？

- 異物常常是在上眼皮裡面。

- 揉眼睛可能會刮傷眼睛。會造成更多問題，比本來跑到眼睛裡的東西還糟糕。

- 雙眼會同時動作。要使一隻眼睛不要動，就要蓋住雙眼。

結膜炎

這是什麼意思？

一種對眼睛和眼皮的刺激或感染。
很多東西都會造成結膜炎。包括過敏物，病毒，和細菌。
結膜炎會經由人的互相傳染而快速擴散。

我會看到什麼？

- 雙眼是紅的，可能有眼淚。
- 您小孩可能眼皮有紅腫。
- 您小孩可能沿著眼睛和睫毛旁有黃或綠的一圈膿或眼垢。
- 在早上時，眼皮可能會黏在一起。
- 您小孩的眼睛可能會癢。

在家裡，我應該怎麼做？

- 常常洗淨您和小孩的雙手。
- 不要讓小孩揉眼睛。
- 如果您的小孩眼睛裡有東西跑進去，用溫水沖洗眼睛。

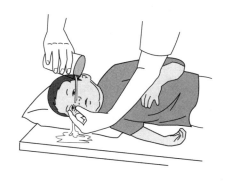

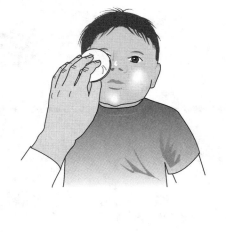

- 讓您小孩的眼睛沒有任何眼垢或膿。當他們醒著時，每一到二小時就沖洗眼睛一次。用溫暖，潮濕的棉花球。每次都要用新的棉花球。

- 用溫水浸潤乾掉的眼垢。小心不要刮傷眼睛。

- 在眼睛上蓋一片冰涼的濕布幫助止癢。

- 不要讓小孩戴隱形眼鏡或化眼妝。

- 把結膜炎症狀剛開始時所用的眼部化妝用品丟掉。如果您的小孩再用這些眼妝，可能會再產生結膜炎症狀。

如果醫生開結膜炎用的藥品給我，我應該怎麼做？

- 如果您的醫生開的是眼藥水，您可能需要有人來幫助您。他可以抱住您小孩，然後您再把眼藥水滴進去。

- 把您小孩的頭稍微往後仰。輕輕地把下眼皮拉開，弄成杯狀。

- 把眼藥水滴在眼睛裡杯狀內。

- 讓您的小孩輕輕地閤上眼睛兩分鐘。這樣眼藥水才會在眼睛裡。

- 滴管不要碰到眼睛。

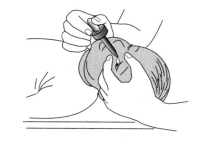

- 如果是幼兒，讓他躺下來，然後將藥水滴在眼角內側。藥水會在您小孩眨眼睛時跑到眼睛裡。

- 若是嬰兒，則在他睡著時滴眼藥水。

- 您的醫生也可能開藥膏，而不是藥水。將藥膏在上下眼皮間從眼睛的一邊到另一邊點成一道。問一下您的醫生或護士要怎麼做。

- 如果您的小孩連續兩個早上醒來時，眼睛都沒有任何眼垢，就停止使用眼藥。

我什麼時候應該打電話給醫生或護士？

- 您小孩的眼睛和眼皮紅紅的。
- 您小孩的眼睛痛。
- 您小孩的視線模糊或看不見。
- 您小孩眼睛四周有黃或綠的眼垢或膿。
- 開始用藥後，眼睛更紅或更癢。
- 您覺得小孩可能有什麼東西在眼睛裡。
- 兩個瞳孔(在眼睛中間的大黑點)的大小不一樣。
- 您小孩的朋友也有紅眼睛。

還有其他什麼有關結膜炎的事情是我應該知道的？

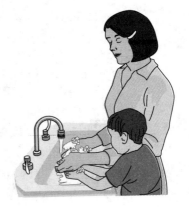

- 結膜炎很容易傳染給別人。
  一定要您小孩常常洗手，
  而且不用手碰眼睛。

- 您小孩不應該與別人共用眼
  妝，毛巾，或擦手巾。

- 如果您小孩眼睛周圍有黃或
  綠的眼垢，您可能需要醫生
  指示特殊的藥品。
  您小孩應該去看醫生。

您孩子的耳朵和鼻子　5

筆 記

耳朵痛 (中耳炎)

這是什麼意思？

因為液體或感染所造成的耳朵痛。
孩子會耳朵痛很常見。
孩子感冒時常常也會耳朵痛。

我會看到什麼？

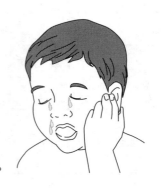

- 孩子在拉扯耳朵。
- 孩子尖叫或哭嚎。
- 孩子煩躁不願意吃東西。
- 孩子經常發高燒。
- 液體，膿或血水會從耳朵流出來。
- 孩子很難睡著。
- 孩子的聽力可能不像以前一樣好。

在家裡，我應該怎麼做？

- 如果是疼痛和發燒就給 Tylenol 藥。
  請讀包裝說明看要給多少藥量。
- 給您的孩子喝更多飲料。
- 讓您的孩子多休息。
- 一定要按照醫生跟您說的方法給藥。
- 就算您的孩子看起來還好，也要按時看醫生、
  護士或去診所。

耳朵痛 (中耳炎)

我什麼時候應該打電話給醫生或護士？

- 您孩子耳朵裡面痛。
- 有液體，膿，或血從耳朵裡流出來。
- 孩子脖子僵硬或發燒。
- 吃藥兩到三天後，您孩子還是沒有變好。

還有其他什麼有關耳朵痛的事情是我應該知道的？

- 按照您的醫生跟您說的方法給藥。醫生說給多久就給多久，就算您孩子已經比較好了。
- 只用您的醫生開給您的耳藥水。
- 不要將棉花或其他東西放到耳朵裡。
- 在餵寶寶的時候，一定要讓他的頭高於肩膀。這樣可預防牛奶跑到耳朵裡面去。
- 不要讓您的孩子喝著奶瓶入睡。
- 如果耳藥的包裝上說明要放冰箱，就要放冰箱。

耳垢

這是什麼意思？

耳垢是身體為了要保護耳朵內部而產生的濃液，
耳垢是正常的，通常會自己跑出來，可能會變硬，
並累積在耳朵裡。

我會看到什麼？

- 耳朵裡有淺黃色到深咖啡色的東西。
- 您孩子的聽力可能不像以前一樣好。

在家裡，我應該怎麼做？

- 除非耳垢變得很硬，不然並不需要什麼照顧。
- 用濕布清掉跑到耳朵外面來的耳垢。
- 不要把棉花棒或其他東西放到您孩子的耳朵裡。
  這樣會反而把耳垢往耳朵裡面推。

如果耳垢變硬而且卡在我孩子的耳朵裡，我應該怎麼做？

如果您孩子有人工耳道，耳朵感染，或耳膜上有洞，就不要做下面步驟。

- 將嬰兒油放在小玻璃酒杯內，將玻璃
  杯放在裝有熱水的鍋子或盤子中。
  用您的手腕測試油的溫度。然後，
  才將三到六滴的油滴入您孩子的耳
  朵，持續一至二週每晚這樣做。

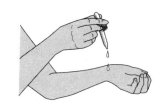

- 首先用您的手腕測試油的溫度。應該感覺它與您皮膚的溫度一樣高。

- 讓您孩子躺著，耳朵放在熱枕上（或是溫濕的毛巾上）二十分鐘。這樣會幫助溶化耳垢。

- 當耳垢夠軟時，它會自己流或排出來。

- 轉一下您孩子的頭，讓充滿耳垢的耳朵向下。這樣應該可以讓油和耳垢排出。

我什麼時候應該打電話給醫生或護士？

- 您孩子的耳朵痛或流血。

- 您無法讓變硬的耳垢排出。

- 您孩子有人工耳道，而且可能有耳垢在堆積。

還有其他什麼我應該知道的，有關耳垢的事情？

- 當您孩子咬東西時，耳垢會排出耳朵。

- 不可以使用棉花棒，因為會把耳垢推進耳朵深處，造成耳垢變硬和塞住。

- 教您孩子不要把任何東西放到耳朵裡。

流鼻血

這是什麼意思？
鼻子裡面流出血來。孩子們流鼻血很常見。

我會看到什麼？
- 鼻子裡面流出血來。
- 您孩子可能會把他們吞下去的血吐出或嘔出來。
- 您孩子可能會很害怕。

在家裡，我應該怎麼做？
- 讓孩子坐下，頭朝前微傾。
  不要讓孩子躺下或頭朝後仰，
  這樣會讓血流進您孩子的嘴巴中。
- 讓您孩子輕輕地擤鼻子。
- 檢查看看有沒有什麼東西進到鼻子裡。
- 讓您孩子吐出任何進到嘴巴裡的血。
- 讓您孩子用嘴巴呼
  吸。
- **持續**捏住鼻子柔軟的
  部份**十分鐘**。這十分
  鐘內都不要放手。如
  果流血還沒停止，再
  捏十分鐘。

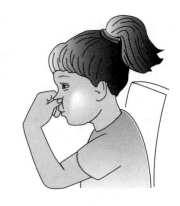

- 不要將任何東西塞在您孩子的鼻子裡來止血。
- 流鼻血停止後的十二小時中，都不要讓您孩子摳鼻子或擤鼻子。

我什麼時候應該打電話給醫生或護士？

- 您孩子不滿一歲而流鼻血。
- 您孩子常常流鼻血。
- 您孩子是從嘴巴或牙齦流血。
- 您孩子昏倒，暈眩，蒼白和流汗。
- 您孩子有很多瘀青，但沒有跌倒也沒有受傷。

還有其他什麼有關流鼻血的事情是我應該知道的？

- 流鼻血常常發生在夏天又熱又乾的時候。冬天時，屋內可能會因開暖氣而使空氣乾燥，造成流鼻血。濕氣機可能會有幫助。
- 擤鼻子和摳鼻子可能會造成流鼻血。
- 如果您孩子常常流鼻血，問一問您的醫生生理食鹽水的鼻子滴液。您可以直接在藥局購買（不需醫師指示）。
- 在擤鼻子前，滴幾滴水在您孩子的鼻子裡也可能有幫助。
- 乾燥的鼻子容易流血。您可以在您孩子的鼻子裡塗一些凡士林（Vaseline）潤滑液。每天塗兩到四次來預防流鼻血。

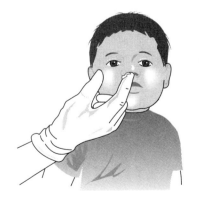

流鼻血

- 流鼻血後結的痂可能會癢。
  告訴您孩子不要去摳痂，
  如果痂掉落得太快，您孩子會再流鼻血。

耳朵裡面有東西

這是什麼意思？

孩子把像豌豆類的小東西放到耳朵裡面去。
蟲也可能會跑到耳朵裡面去。

我會看到什麼？

- 您孩子在拉扯耳朵。
- 您孩子可能聽得不很清楚。
- 您可能會看到耳朵裡面有東西。
- 您孩子可能會耳朵痛或感到有東西在耳朵裡。

在家裡，我應該怎麼做？

如果我孩子的耳朵裡有隻蟲跑進去了，我應該怎麼做？

- 把您孩子帶到一間陰暗的房間。
  在耳朵外面附近開盞燈。
  這隻蟲可能就會向著光跑出來。
- 如果這隻蟲沒有跑出來，用加溫的嬰兒油或橄欖油滴
  滿耳朵。蟲應該就會浮出來。

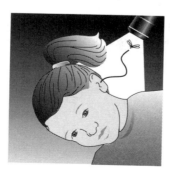

- 轉動您孩子的頭，讓滴滿油的耳朵向下。這樣就能排出油。

如果我孩子的耳朵裡有食物或其他東西，我應該怎麼做？

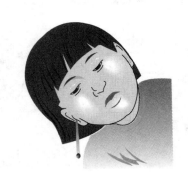

- 轉動您孩子的頭，讓有東西在裡面的耳朵向下，然後前後搖動耳朵，東西可能就會掉出來。

- **不要**把水滴進耳朵裡。這樣可能會使東西變大，塞在耳朵裡。

- **不要**試著用夾子還是棉花棒把東西弄出來，您可能會反而把東西推到更裡面去。

我什麼時候應該打電話給醫生或護士？

- 您沒有辦法把東西從您孩子的耳朵裡弄出來時。

- 東西是出來了，但您孩子會痛。

還有其他什麼有關耳朵裡有異物的事情是我應該知道的？

- 孩子常常把小東西放到耳朵裡去。

- 不讓您的孩子附近有小東西。

- 絕對不要用任何工具來把東西從耳朵裡拿出來，這樣可能會把東西推到更裡面去。

鼻子裡面有東西

這是什麼意思？
孩子將某樣小東西或食物推到鼻子裡面去。

我會看到什麼？
- 您可能會看到鼻子裡面有東西。
- 可能會有液體或膿從一個或兩個鼻孔裡流出來。可能是黃色或綠色的，而且會臭。
- 一個或兩個鼻孔可能會紅腫。

在家裡，我應該怎麼做？

- 按住沒有東西在裡面的那邊的鼻子。讓孩子用有東西的那邊，非常用力地擤幾次鼻子。

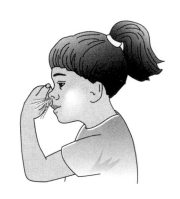

- 不要試著用鑷子或手指把東西弄出來。這樣可能會把東西更往上推進去。

我什麼時候應該打電話給醫生或護士？
- 您可以看到鼻子裡面有東西，但您孩子沒有辦法把它擤出來。
- 您孩子把東西擤出來了，但有黃色液體從鼻子裡流出來。

鼻子裡面有東西

- 有臭味的液體從您孩子的鼻子裡流出來。
- 您孩子的鼻子紅腫。
- 您孩子發高燒。

還有其他什麼有關鼻子裡有異物的事情是我應該知道的？

- 孩子會把東西放到鼻子裡面去。
  包括米粒，核果，珠子，糖果，和石頭。
- 不讓您的孩子附近有小東西。
- 當您孩子嘔吐時，食物可能會跑到鼻子裡去。

您孩子的嘴巴和喉嚨 6

噎到

這是什麼意思？

食物、液體、或其他東西塞住您
孩子的喉嚨或氣管。

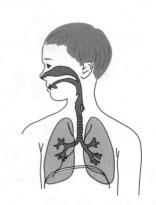

我會看到什麼？

- 您孩子可能咳得很厲害。
- 您孩子可能沒有辦法講話、
  哭喊、或呼吸。
- 孩子的臉可能會變青色。
- 孩子可能會四肢癱軟，然後昏倒。

在家裡，我應該怎麼做？

- 去上一個基本救命術或心肺復甦術課程。
  您會學到如何幫助噎到的孩子。
- 如果您孩子在咳嗽，什麼都不要做。
  咳嗽可以清喉嚨和氣管。
  待在孩子附近，觀察他。
- 不要給您孩子飲料來停止咳嗽。

如果孩子因為噎到而沒有辦法呼吸（孩子沒有咳嗽、說話、或發出任何聲音）時，我應該怎麼做？

對未滿一歲的寶寶：

- 如果您單獨與他在一起，大聲喊叫救命。

- 抱住寶寶讓他臉朝下，頭低於身體。

- 用你的手掌根部快拍寶寶的上背部五次。抱住幼兒的頭。

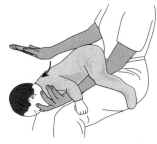

- 這樣重複五次。使您寶寶哽塞的東西應該會跑出來。把它從寶寶嘴巴裡拿出來。

- 如果東西還沒有出來（寶寶四肢癱軟，也沒有哭），把寶寶在您膝蓋上翻向上。

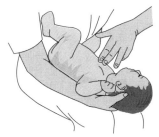

- 用二到三根手指頭放在寶寶的胸前。向下壓五次，直到東西跑出來。

- 如果東西還沒有出來，看看您寶寶的嘴巴裡面。把所有你看到的東西拿出來。如果沒有看到任何東西，不要把您的手指伸進去。

- 如果幼兒還是沒有呼吸，而且也還沒有人來幫忙，**馬上撥** 911。開始口對口人工呼吸（**翻到第** 155 **頁**）。

對一歲以上的孩子，坐著或站著的：

- 如果您單獨與他在一起，大聲喊叫救命。

- 站到孩子背後，用雙手環繞著他的腰。

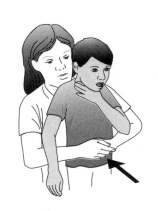

- 您的一隻手握成拳狀，將拳頭的大拇指放在孩子的上胃部，也就是肋骨的正下方。

- 將您的另一隻手放在拳頭上，給您孩子的胃部一個快速的擠壓。

- 重複這個動作直到使您孩子哽塞的東西跑出來。把它從嘴巴裡拿出來。
- 如果東西還沒出來，看看您孩子的嘴巴裡面。把所有你看到的東西拿出來。如果沒有看到任何東西，不要把您的手指伸進去。
- 如果孩子開始四肢癱軟，而且也還沒有人來幫忙，**趕快撥 911**。開始口對口人工呼吸（翻到第 155頁）。

對一歲以上的孩子，在地板上的：
- 將您孩子翻轉，頭朝上。
- 將一隻手的手掌根部放在您孩子的上胃部，肋骨正下方。

- 將您另一隻手放在第一隻手上面。對您孩子的胃部作一次快速的推擠。
- 重複這個動作直到使您孩子哽塞的東西跑出來，把它從嘴巴裡拿出來。
- 如果東西還沒出來，看看您孩子的嘴巴裡面，把所有你看到的東西拿出來。如果沒有看到任何東西，不要把您的手指伸進去。
- 如果孩子開始四肢癱軟，而且也還沒有人來幫忙，**撥 911** 。開始口對口人工呼吸（翻到第 155 頁）。

打電話給911，如果：
- 您沒有辦法把使您孩子氣管哽塞的東西弄出來。
- 您孩子沒有開始說話或哭嚎。
- 您孩子四肢癱軟。

噎到

我應該怎麼做才能避免孩子噎到？

- 寶寶和幼兒會被一些食物噎到，例如：
  - 爆米花
  - 葡萄
  - 花生
  - 熱狗
  - 口香糖
  - 葡萄乾
  - 小小的硬糖果如 M&M's 巧克力等
  - 生的蔬菜
- 不要給幼兒又小又硬又圓的東西吃。
- 小孩會因為下面東西而噎到：
  - 氣球
  - 硬幣
  - 櫻桃核
  - 柳橙子
  - 手錶電池
- 教孩子如何把食物細嚼慢嚥。並把像熱狗，葡萄，和生的蔬菜等食物切成很小塊。
- 看著孩子吃東西。
- 不要讓孩子在口內含有東西時奔跑。
- 檢查所有玩具看看有沒有可能被拆下來的小組件。
- 不要給幼兒那些有比下圖更小的組件的玩具：

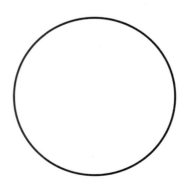

- 每天檢查寶寶的奶嘴看看有沒有裂痕或破掉。
  每兩到三個月就買一個新的奶嘴。
- 教孩子只有食物能進到嘴巴內。

喉嚨痛

這是什麼意思？

喉嚨會痛。大部分的喉嚨痛來自於傷風感冒，
而且三天就好了。

我會看到什麼？

- 孩子可能不想吃東西。
- 孩子可能在餵東西的時候哭。
- 孩子可能發燒。
- 孩子可能會拉扯耳朵。
- 喉嚨泛紅。
- 喉嚨可能會有白點或黃點。

在家裡，我應該怎麼做？

- 檢查您孩子的喉嚨看看有沒有白點或黃點。
- 給您孩子柔軟的食物吃和更多飲料喝。
  冷的食物會幫助喉嚨感覺舒服點。
- 以下這些食物在喉嚨痛時也容易吃：
  - 蘋果泥　　　▪ 冰淇淋　　　　▪ 果凍
  - 冰棒 （給大於四歲的孩子）
- 蘇打和橙類果汁，如柳丁汁，
  可能會傷害喉嚨。
- 用 Tylenol 藥止痛和退燒。
  讀包裝說明看要給多少藥量。

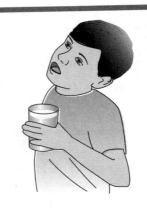

- 大於八歲的孩子可以用漱口藥水漱口。

- 有些喉嚨痛需要用藥。如果您的醫生開藥，一定要按照醫生告訴您的方式給藥。

我什麼時候應該打電話給醫生或護士？

- 孩子的喉嚨有白點或黃點。

- 孩子沒有辦法完全張開嘴巴。

- 孩子一直在流口水，沒有辦法吞東西。

- 孩子呼吸困難。

- 孩子不喝飲料。

- 孩子八個小時都沒有小便。

- 孩子還有發疹子。

還有其他什麼有關喉嚨痛的事情是我應該知道的？

- 大部分的喉嚨痛不需要用藥。

- 不要用店裡面賣的喉嚨噴劑，除非您的醫生叫你這樣做。

- 如果您的醫生指示藥品，要用完那份藥。就算您的孩子看起來好了，還是要用藥。

- 絕對不要給您孩子舊的藥，或者別人的藥。

孩子誤吞了東西

這是什麼意思？

孩子誤吞了不是食物的東西。

我會看到什麼？

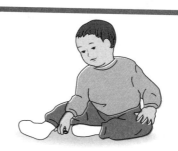

- 有些東西不見了，
  您孩子可能把它吞進
  去了。

- 您孩子可能會告訴
  您他吞了東西。

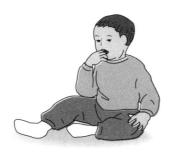

- 如果有東西塞在喉嚨，您
  孩子可能會噎到或咳嗽。

在家裡，我應該怎麼做？

- 如果您孩子感覺看起來還好，給他水喝。
  如果水順利地被吞下，給您孩子一些麵包吃。

- 檢查您孩子每天的大便（排便狀況）
  找吞進去的東西。

- 您可以用刀切開大便。
  或者你可以用篩網或濾網來分開大便。

我什麼時候應該打電話給醫生或護士？

- 您孩子吞下了：
  - 尖銳的東西
  - 比一分錢硬幣還大的東西
  - 手錶的電池

65

孩子誤吞了東西

- 您孩子吞東西或呼吸有困難。
- 您孩子沒有辦法停止咳嗽。
- 您孩子的排便中有血絲。
- 您孩子嘔吐或肚子痛。
- 您孩子胸痛或喉嚨痛。
- 您孩子看起來生病了。
- 您檢查孩子的大便有七天了，
  卻沒有發現吞下去的東西。

還有其他什麼有關誤吞了東西的事情是我應該知道的？

- 大部分的東西會在三到四天內由身體排出。
- 把比這還小的東西放在孩子拿不到的地方：

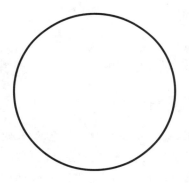

- 您孩子若吞下手錶電池是很糟糕的。
  要立刻打電話給您的醫生。

長牙齒

這是什麼意思？

新的牙齒從牙齦長出來。幼兒在四到六個月時開始長牙。長牙齒可以持續至二到三歲。

我會看到什麼？

- 牙齦上有紅紅的小突起。
- 牙齦可能會腫大。
- 寶寶可能很愛哭鬧。
- 寶寶咬手指，把東西放到嘴巴裡面去。
- 寶寶的嘴巴和下巴總是因為流口水而濕濕的。
- 寶寶的牙齦可能會有青色或黑色的點。

在家裡，我應該怎麼做？

- 用您的手指或冷濕的毛巾揉搓寶寶的牙齦，幫助減輕痛的感覺。

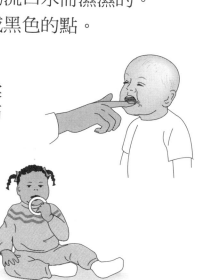

- 給寶寶一個硬的（不是灌膠的）長牙圈，或者冷濕的毛巾去咬。
- 如果寶寶哭鬧的很厲害，用 Tylenol 藥止痛。讀包裝說明看要給多少藥量。

我什麼時候應該打電話給醫生或護士？

- 寶寶的動作或外表看起來生病了。
- 您有任何疑問。

還有其他什麼我應該知道的，有關長牙齒的事情？

- 通常長牙齒是不需要醫藥方面的照顧的。
- 不要在牙齦上塗抹任何長牙齒的藥。

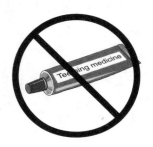

- 不要把長牙圈綁在寶寶的脖子上。
  這可能會導致窒息。

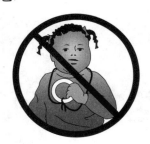

- 絕對不要讓寶寶吸著奶瓶或果汁杯入睡。
  這樣會使寶寶蛀牙。
- 每餐飯後和睡前，用濕毛巾或軟毛牙刷清
  理寶寶的牙齦和牙齒。

牙齒痛

這是什麼意思？

牙齒痛通常是因為壞牙齒(蛀牙)。

我會看到什麼？

- 您可能會看到牙齒上白色或咖啡色的點。
- 您孩子在繞著那顆牙周圍的牙齦上可能會有一些小紅突起。
- 您孩子可能會有腫大的臉頰。
- 您孩子可能會有膿從牙齦流出。
- 您孩子可能會發燒。

在家裡，我應該怎麼做？

- 用牙線刷牙齒的兩面。
  這樣可以除去任何食物殘渣。
- 用 Tylenol 藥止痛。
  讀包裝說明看要給多少藥量。

我應該怎麼做才能預防蛀牙？

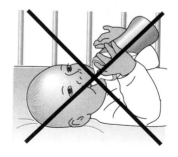

- **不要**讓孩子與吸著奶瓶或果汁杯入睡。牛奶或果汁會整夜留在牙齒上。**這樣會造成蛀牙。**

牙齒痛

- 氟化物會抵抗蛀牙。有些自來水裡含有氟化物。問一問醫生您的孩子是不是需要吸收更多氟化物。

- 當您的孩子開始長牙齒時，就要每天清洗牙齒。用小的軟毛牙刷或濕毛巾。您不需要牙膏。如果您需要牙膏，只用一點點量，約一顆豌豆的大小。您孩子必須要會把牙膏吐出來。

- 在兩歲時開始教您的孩子刷牙。您需要幫助您孩子刷牙，直到五歲大。

- 當您孩子長第一顆牙時，要去看牙醫，但是不可以晚於一歲。

- 在孩子小時候就要教他用牙線。在您孩子有兩顆牙齒碰在一起的時候就要開始。

- 幫助您孩子照顧口腔衛生，直到六歲大。

- 每三到四個月要買新的牙刷。家裡每個人都要有自己的牙刷。牙刷不可以一起用。

我什麼時候應該打電話給醫生、護士或牙醫？

- 當您看到嘴巴裡有咖啡色或黑色的斑點時，打電話給您的牙醫。

- 當您孩子牙齒痛時，打電話給您的牙醫。

- 當您孩子發燒或是臉頰、下巴、下頜腫大時，打電話給您的醫生。

還有其他什麼有關牙齒和牙齒痛的事情是我應該知道的？

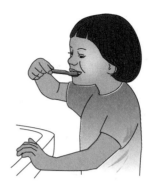

- 您孩子的牙齒非常重要。
  要好好照顧它們。

- 所有的蛀牙都要去給牙醫看。

- 牙齒封劑是一種透明的覆蓋物，
  蓋在牙齒上來停止蛀牙。問一問
  您的牙醫有關牙齒封劑的事情。

- 牙膏含有氟化物。刷您孩子的牙
  齒時，只用一點點，大約一顆豌
  豆的大小。不要讓您孩子把牙膏吃下去。

- 有些孩子喜歡吃牙膏。把牙膏放在您孩子拿
  不到的地方。

- 孩子必須要把牙膏吐出來。

嘴巴裡面有白點
（鵝口瘡）

這是什麼意思？
鵝口瘡是一種嘴巴裡的感染。

我會看到什麼？
- 在寶寶的舌頭上、牙齦上、和臉頰裡面有像牛奶般的白點。
- 如果您搓這些白點，它們不會掉下來。
- 在吸東西時，您的寶寶可能會哭。

在家裡，我應該怎麼做？
- 您的寶寶需要醫生給的藥。
- 在飯後給寶寶藥。
- 把藥擦在嘴巴裡面的每一邊臉頰內。您可以在白點上用您的手指搓藥。在給藥前一定要好好洗手。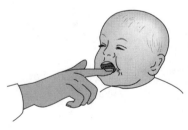
- 給藥後三十分鐘內，都不要給寶寶飲料或食物。
- 如果寶寶沒有辦法吸，用杯子或湯匙餵他。
- 每一次餵都要用乾淨的奶嘴。

- 一定都要用乾淨的奶瓶餵。
  不要重複使用沒有洗過的奶瓶。
- 用肥皂和熱水清洗每一樣寶寶會放到嘴
  巴裡面去的東西。
- 在給藥後，要換奶嘴和奶瓶嘴。

我什麼時候應該打電話給醫生或護士？

- 寶寶的嘴巴裡有白點，不會因為輕輕搓而掉下來。
- 寶寶不想吃東西。
- 給藥十天後，這些白點還沒有消失。
- 寶寶發燒高於華氏 100 度（肛溫）。
- 寶寶還有尿布疹。

還有其他什麼有關鵝口瘡的事情是我應該知道的？

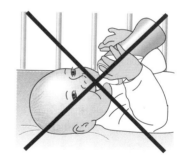

- 不要讓寶寶吸著奶瓶或奶
  嘴入睡。
- 一定要用肥皂和熱水清洗
  奶嘴和奶瓶嘴。
- 餵寶寶前，您一定要好好
  洗手。
- 如果您有在餵母奶，而您的乳頭處覺得痛、癢、或有
  粉紅色會剝落的皮膚，打電話給您的醫生。
- 您的寶寶也可能在包尿布的地方長鵝口瘡。

您孩子的呼吸　　7

筆 記

感冒和流行性感冒

這是什麼意思？

很容易傳染的鼻子和喉嚨的病（病毒）。
約持續七天。孩子每年約感冒六次。

我會看到什麼？

- 鼻子紅紅，流鼻水
- 打噴涕
- 眼睛流淚
- 乾咳
- 孩子不想吃東西
- 您寶寶從奶瓶或乳頭吸東西有困難
- 發燒和發冷

在家裡，我應該怎麼做？

- 讓您的孩子多休息。
- 睡覺時，讓您孩子的頭抬高。這樣會幫助呼吸。
  在床墊下放一些東西來抬高幼兒的頭。
  絕對不要在寶寶的床上放枕頭。
- 每小時給您孩子飲料喝。
- 紙巾都只用一次，而且用完就丟。

- 如果您的孩子超過九個月大，
您可以給他發燒用的 Tylenol 藥。
您也可以給他治流鼻涕的 Dimetapp Elixir 或是
PediaCare。讀包裝上說明，看看要給多少藥量。
- 有時候因為鼻塞，寶寶不能吸東西。
您可以用軟的橡膠吸鼻球來清塞住的鼻子。
這樣會幫助您的幼兒吸東西。

我應該如何使用吸鼻球？

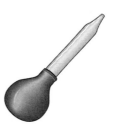

- 先擠壓球，讓空氣出來。
- 輕輕地把橡膠頭放到您孩子
的一個鼻孔內。
- 慢慢地停止擠壓球。
- 這樣會把液體從您孩子的鼻
子裡吸出來。
- 清空、倒掉液體。
- 在另一個鼻孔內重複上列動作。
- 同一天內不要使用吸鼻球超過三至四次。
- 使用過後，用肥皂和溫水清洗吸鼻球。

我什麼時候應該打電話給醫生或護士？

- 您孩子已經生病超過六天。
- 用吸鼻球清鼻子後仍然不容易呼吸。
- 您孩子脖子痛或有脖子僵硬的狀況。
- 您孩子耳朵痛。
- 您孩子的皮膚起疹子或有紅瘡。

- 孩子咳出綠色、黃色或是灰色東西的情形持續超過一天。

- 您孩子的外表或動作看起來生病了。

- 您孩子發燒超過華氏 100.4 度三天以上。

- 您孩子吞東西有困難。

- 您孩子喝得很少。小便很少或是每六個小時小便不到一次。

- 寶寶不停地哭。

- 寶寶很想睡，不吃不喝。

- 寶寶一天沒有尿濕至少六片的尿布。

還有其他什麼有關感冒和流行性感冒的事情是我應該知道的？

- 沒有任何藥可以治好感冒和流行性感冒。
  您的孩子需要時間、休息、和喝很多飲料才會好。

- 感冒和流行性感冒可能會引起其他病。
  如果您孩子七天了還沒好，打電話給您的醫生。

- 感冒和流行性感冒很容易經由人而傳染。
  咳嗽和打噴嚏時要用乾淨的紙
  巾遮著。
  然後要洗手。

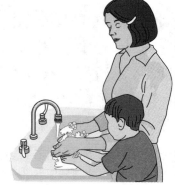

- 教您孩子要常常洗手。

咳嗽

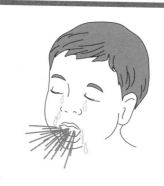

這是什麼意思？

這是身體用來清除喉嚨、氣管、和肺部的方式。咳嗽不是病，它可能是病的症狀。

我會看到什麼？

- 孩子可能會咳吐出透明、白色、黃色、綠色或咖啡色的黏液。
- 孩子可能會因為咳嗽而沒有辦法睡覺。
- 孩子可能會不停地咳嗽（咳嗽痙攣）。
- 孩子可能會因為咳嗽而呼吸困難。
- 孩子可能會發燒。
- 孩子可能會鼻塞、流鼻涕。

在家裡，我應該怎麼做？

- 給您孩子很多飲料喝。溫檸檬汁、蘋果汁、和水都是很好的選擇。
- 乾燥的空氣可能會讓您孩子咳得更厲害。晚上在您孩子的房間裡，打開冷或熱的噴霧濕氣機。淋浴的蒸氣也對乾咳有幫助。

- 空氣裡的煙霧可能會讓孩子咳嗽。
  絕對不要讓任何人在您孩子身邊抽煙。

- 對大於一歲的孩子，您可以用蜂蜜來止咳。
  不要給小於一歲的寶寶蜂蜜。

- 如果您孩子因為乾咳而很難睡覺，
  您可以給他在藥局裡買的止咳藥，
  像 Robitussin DM。請您的醫生或藥劑
  師來幫您選擇正確的藥。

- 如果您孩子會濕咳，不要給他在藥局
  裡買的止咳藥，除非您的醫生教您這樣做。
  濕咳是指您孩子會咳出黏液。

我什麼時候應該打電話給醫生或護士？

- 小於三個月大的寶寶在咳嗽。
- 您的孩子咳出血來。
- 您的孩子咳嗽時，嘴唇發青。
- 呼吸快又重。
- 您的孩子呼吸困難。**打 911 電話。**
- 孩子呼吸時發出聲音（好像吹口哨的聲音)或是發出
  像狗叫的聲音。
- 咳嗽是發生在您孩子吃東西噎到後。
- 您的孩子咳出厚重的綠色或咖啡色的黏膜。
- 您的孩子沒有辦法停止咳嗽。
- 孩子因為咳嗽而有胸痛。
- 孩子咳嗽發燒超過三天了。
- 孩子在咳嗽時嘔吐。
- 咳嗽持續超過七天。
- 孩子因為咳嗽而沒有辦法睡覺。

還有其他什麼有關咳嗽的事情是我應該知道的？

- 很多事情會造成咳嗽。包括香煙、過敏、和病毒感染。

- 不要讓任何人在您孩子身邊抽煙。空氣中的煙霧叫做二手煙。吸二手煙對您孩子非常有害。

- 不要在白天給您孩子止咳藥，除非您的醫生教您這樣做。

- 止咳藥是讓您孩子舒服一點。病好一點時，咳嗽就會好一點。

哮吼

這是什麼意思？

孩子呼吸困難。他咳嗽時聽起
來像是狗叫或海豹叫的聲音。
哮吼通常在晚上變得更嚴重。
哮吼是會突然發生的。

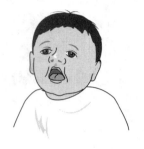

我會看到什麼？

- 孩子呼吸困難。
- 孩子可能會很害怕。
- 孩子可能會有華氏 100 到 102 度的高燒。
- 孩子吸氣時，鼻孔可能會張開。
- 孩子吸氣時，肋骨間的空間可能會被吸進去。
- 孩子可能因為呼吸困難，沒有辦法講話或是哭。

在家裡，我應該怎麼做？

- 持續一個星期在您孩
  子床邊打開冷的噴霧
  濕氣機。讓孩子穿得
  溫暖。保持房間涼
  爽。

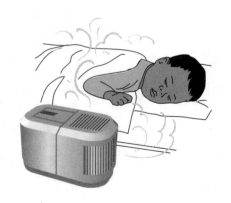

- 將浴室門關上，開熱水，讓整個浴室充滿蒸氣。跟您孩子坐在浴室裡二十分鐘。大聲讀故事來安慰他。

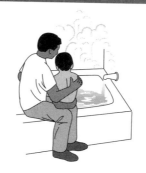

- 涼爽潮濕的空氣也可以幫助呼吸。您可以用毯子把您孩子包起來，然後在夜晚到室外呼吸新鮮空氣十到二十分鐘。

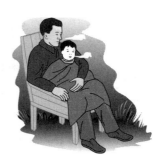

- 如果您孩子醒來了，您也可以在晚上重複幾次這樣的事情。

- 給您的孩子溫的、清澈的飲料。蘋果汁、水、和茶都好。這些會沖淡黏液、放鬆喉嚨。

- **不要給您孩子任何止咳藥。** 止咳藥對這種咳嗽沒有用。

- 不要讓任何人在您孩子身邊抽煙。

我什麼時候應該打電話給醫生或護士？

- 如果您孩子停止呼吸或發青，**打電話給 911**。開始口對口人工呼吸（翻到 155 頁）。

- 孩子吸氣時發出吱吱叫的聲音。

- 如果您孩子呼氣時發出吱吱叫的聲音，打電話給您的醫生。您孩子可能有氣喘。

- 孩子一直流口水，不能講話或吞東西。

- 呼吸非常困難，孩子沒辦法走路。

- 到室外夜晚的空氣中或是用浴室的蒸氣來蒸之後，孩子還是沒有好一點。

- 孩子連續一個小時不停地咳嗽。

- 哮吼連續超過三個晚上。

- 哮吼在白天沒有好一點。

- 哮吼是在孩子被蟲咬或是吃了什麼藥以後發生。**打電話給911**。

- 孩子耳朵痛，喉嚨痛也很嚴重。

還有其他什麼有關哮吼的事情是我應該知道的？

- 哮吼是由病毒造成的。
  對兩到四歲的孩子來說較常見。

- 哮吼是可以連續七個晚上每天發生的。
  仔細注意您孩子有沒有呼吸困難。

您孩子的胃　　8

筆記

_____

_____

_____

_____

_____

_____

_____

_____

_____

_____

_____

_____

_____

_____

大便中有血

這是什麼意思？

您孩子的大便中有血。
大便又叫做糞便。

我會看到什麼？

- 大便中有鮮紅的血。
- 馬桶內的水可能變紅。
- 衛生紙或紙巾上可能有血。
- 大便可能是黑色或是深紅色。
- 您的孩子可能有拉肚子。
- 您的孩子看起來生病了。

在家裡，我應該怎麼做？

- 看看您孩子的肛門有沒有割傷。如果您孩子有便秘，就可能會這樣（如果大便又乾又硬）。
- 看看大便的顏色。拿一份樣本給醫生看。
- 不要給您孩子紅色的食物或紅色的飲料。

我什麼時候應該打電話給醫生或護士？

- 大便是黑色或紅色的。
- 您覺得您孩子的大便中有血。

大便中有血

還有其他什麼有關大便中有血的事情是我應該知道的？

- 過去24小時內吃紅色食物或喝紅色飲料可能會產生紅色的大便。紅的可能不是血。

- 如果您孩子在流鼻血後，吞進去一些血，大便可能會變黑。黑色的食物，如 Oreo 這種牌子的黑色巧克力餅乾，也可能會使大便變黑。

- 如果您孩子的肛門有潰瘍或小割傷，大便的外面可能會沾到一些血。

- 有些藥品，如維他命，含有鐵質，也會使大便變黑。

- 正常的大便是黃色、綠色、淡咖啡色或深咖啡色。

腹絞痛

這是什麼意思？

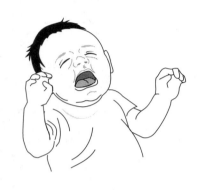

寶寶哭了很久，但沒有辦法讓他安靜下來。腹絞痛很常見。寶寶哭鬧不停的情形可能從兩週大就開始。腹絞痛通常在寶寶三到四個月大時停止，但也可能持續更久。

我會看到什麼？

- 您寶寶沒有原因地哭泣。

- 寶寶沒有哭的時候就好好的。

- 一天可能哭好幾次。每一次可能有幾分鐘或一到兩小時。

- 寶寶哭的時候，可能把腿拉到肚子上。哭泣時，寶寶也可能把腿伸得直直的。

在家裡，我應該怎麼做？

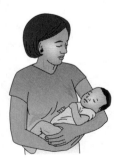

- 輕柔地抱著您的孩子搖一搖。

- 把您寶寶放到一個嬰兒鞦韆裡。

- 帶寶寶坐嬰兒車，出去外面走一走。

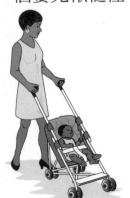

- 把您寶寶貼身舒服地包在毯子裡。
- 給您的寶寶一種叫做奶嘴的假奶頭。

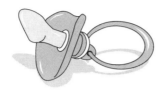

- 經常、或每次餵了 1/2 盎司的母奶或嬰兒奶粉後，輕拍寶寶的背幫他打嗝。
- 看什麼對您的寶寶最有效，然後就那樣做。
- 當您需要休息的時候，找別人幫您帶小孩。
- 除非您的醫生有指示，不然不要給您的寶寶任何藥品。

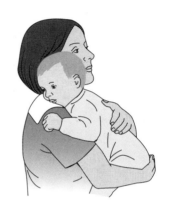

我什麼時候應該打電話給醫生或護士？

- 寶寶哭嚎超過三個小時了。
- 寶寶哭嚎得比平常還久。
- 您的寶寶哭的時候好像很痛的樣子。
- 寶寶沒有哭的時候，看起來好像生病了。
- 超過四個月大的寶寶還會有哭好一陣子的情況。
- 寶寶有發燒。
- 寶寶不吃東西。
- 您很擔心。
- 您覺得可能有什麼問題。

還有其他什麼有關腹絞痛的事情是我應該知道的？

- 寶寶會腹絞痛並不代表您是不稱職的父母或犯了什麼錯。

- 跟其他爸爸媽媽談一談。
  學習他們如何安撫哭泣的寶寶。

- 不要打您的寶寶或對他喊叫。
  只要抱住您的寶寶搖一搖。

- 絕對不要抓起您的寶寶搖晃。
  寶寶可能會因這樣的搖晃而重傷或死亡。

- 您可能因為不知道怎麼辦而覺得很累或不高興。
  把您的寶寶放到一個安全的地方，然後走開。
  打電話給別人來幫忙，讓您自己能夠休息一下。

便秘

這是什麼意思？

又硬又乾的大便，排出來的時候會很痛。

我會看到什麼？

- 孩子比以前少大便。

- 就算試了好幾次，孩子也沒有辦法大便。

- 當終於大出來後，大便很硬。

在家裡，我應該怎麼做？

- 給孩子喝大量的液體。

- 如果額外的水分還沒有用，而且寶寶不到一歲大，將一到兩盎司的梅子汁和水混在一起（一半梅子汁加一半水），一天餵兩次。

- 對大於六個月的寶寶，每天餵兩次這些食物：
  - 豌豆
  - 豆子
  - 梨子
  - 李子
  - 梅子
  - 番薯
  - 桃子

- 對大於一歲的寶寶，餵這類食物：
  - 豌豆
  - 豆子
  - 梅子
  - 棗子
  - 蘋果汁
  - 粗麥餅乾
  - 麥麩麥片
  - 麥麩鬆糕
  - 全麥麵包

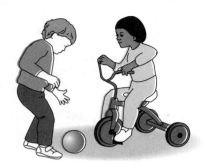

- 讓您的孩子多多活動。讓他多走、多跑、多去玩。
- 直到大便正常前，不要給孩子吃這些食物：
    - 冰淇淋
    - 乳酪
    - 米飯
    - 香蕉
    - 紅蘿蔔
- 除非您的醫生有指示，不然不要給便秘的藥。

我什麼時候應該打電話給醫生或護士？

- 您的孩子肚子（胃）痛。
- 大便看起來是黑色的。
- 您看到大便中有血。
- 在大便前後，您看到會自己大便的孩子的褲子內有咖啡色的液體。
- 試著在家護理後，您的孩子已經三天都沒有大便了。

還有其他什麼有關便秘的事情是我應該知道的？

- 除非您的醫生有指示，不然不要在您孩子的肛門內放任何藥。
- 大便的時候，您寶寶的臉可能變紅、發哼聲、並全身緊繃。如果大出來的時候，大便是軟的，這樣可能是正常的。
- 有些寶寶可能兩到三天都沒有大便。這樣可能是正常的。寶寶不需要天天大便。

拉肚子

這是什麼意思？

很多稀的或是非常軟的大便。

您的孩子可能會因為傷風、感冒、或生其他病而拉肚子。

拉肚子有時候又叫做「腹瀉」。

我會看到什麼？

- 比以前更多的大便。
- 大便比較稀。
- 您孩子的屁股可能紅紅的、而且會痛。
- 您孩子可能有發燒。
- 您孩子可能肚子痛。

在家裡，我應該怎麼做？

- 如果您有在餵母奶，請繼續這麼做。
- 如果吃嬰兒奶粉的寶寶在一天內，拉出水狀的大便四次以上，請跟您的醫生或護士談談，看您是不是應該要停餵這些嬰兒奶粉 24 小時。
- 給您的寶寶透明的液體喝，像是 Pedialyte 電解質口服液。
- 平常吃固體食物的孩子，如果喝透明的液體喝得很順利，而且很會餓，可以吃一點點這些食物：

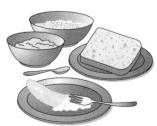

  - 壓碎的熟香蕉
  - 蘋果泥
  - 米類麥片
  - 乾土司麵包

拉肚子

- 當您孩子不再拉肚子後，慢慢地開始餵正常的食物。不再拉肚子的 24 到 48 小時後，才餵牛奶或嬰兒奶粉。

- 拉肚子會灼傷皮膚。每次大便完後，要馬上更換您寶寶的尿布。用溫和的肥皂和水清洗寶寶的屁股。用 Desitin 尿布軟膏或氧化鋅藥膏塗抹寶寶的屁股，這樣可以避免尿布疹。

- 拉肚子的時候，不要用嬰兒柔濕巾來擦。嬰兒柔濕巾可能會灼傷寶寶的皮膚。

- 幫助較大的孩子清洗屁股，以避免屁股痛。讓您的孩子在浴缸裡泡澡。

- 如果沒有問過您的醫生，不要給您的孩子任何治拉肚子的成藥。

我什麼時候應該打電話給醫生或護士？

- 您的孩子看起來、感覺生病了。

- 您的孩子不喝任何液體。

- 在六到八小時內，很少或是完全沒有尿尿（小便）。

- 您孩子的嘴巴看起來又乾又黏。

- 孩子有其他脫水的症狀（翻到第 95 頁的表）。

- 您的孩子有發燒。

- 您看到您孩子的大便中有血。

- 您的孩子肚子（胃）很痛。

我應該怎麼做才能避免孩子拉肚子？

- 細菌會造成拉肚子。換過寶寶的尿布後，您一定要洗手。

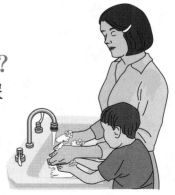

- 常常清洗您寶寶的手。教孩子吃飯前洗手。

拉肚子

- 用肥皂和非常燙的水清洗您寶寶的瓶子和奶嘴。
  徹底沖洗乾淨。

- 寶寶未喝完的奶要倒掉。
  之後不要給他繼續喝。

- 在室溫下，細菌會在食物裡滋長。
  應將所有易腐壞的食物都放在冰箱裡。

還有其他什麼有關拉肚子的事情是我應該知道的？

- 拉肚子可能會很糟糕，因為您孩子的身體可能會失去
  很多水份。這叫做脫水。

- 脫水的症狀有：
  - 嘴巴乾乾的。
  - 眼睛凹下去。
  - 六個小時內很少或完全沒有尿尿（小便）。
  - 尿液是深黃色的。
  - 哭的時候沒有眼淚。
  - 寶寶頭上軟軟的部份凹下去。

  如果您的孩子有**任何**這些症狀，
  要馬上打電話給您的醫生。

- 新生兒常有很多大便。這沒有問題。

- 吃母奶的寶寶可能會隨著每次餵奶或餵奶後有大便。

- 直到兩個月大之前，用奶瓶餵的寶寶在第一個星期
  時，每天可能會大便一到八次。

- 兩個月大以上的寶寶每天可能會大便一到兩次。

食物過敏

這是什麼意思？

孩子每次吃某一種食物都會讓他生病。

我會看到什麼？

- 孩子的嘴唇、舌頭、或嘴巴可能會腫脹起來。
- 您的孩子可能會拉肚子或嘔吐。
- 孩子全身可能長紅色的蕁麻疹。
- 孩子可能呼吸困難。
- 孩子可能喉嚨痛或流鼻水。

在家裡，我應該怎麼做？

- 如果您知道什麼食物會讓您的孩子生病，
  不要再餵您的孩子那種食物。
- 讀標籤，看看您的孩子吃的食物裡含有哪些東西。
  如果這食物裡有任何會讓您的孩子生病的東西，
  不要再餵您的孩子這種食物。
- 如果您不知道是什麼東西讓您的孩子生病，
  列一張表寫下所有您孩子吃的食物。看看是
  哪些有壞的影響。
- 當要開始吃新的食物時，一次只給您的寶寶一種新的
  食物。餵您的寶寶很多這種新食物。看看您的寶寶吃
  了以後，會不會生病。三天後，才給您的寶寶另一種
  新的食物。

- 如果您的孩子吃了很多東西，而某種東西讓他生病了。一次停餵一種東西。一次停餵一種且持續一個星期，看看您的孩子感覺怎樣。

我什麼時候應該打電話給醫生或護士？

- 孩子沒有辦法呼吸，發青或發白，或吃東西後胸口痛。**打911電話**。
- 孩子的臉、脖子、嘴唇、或嘴巴腫大。**打911電話**。
- 孩子會因很多種食物而生病。
- 您覺得您的寶寶可能會對嬰兒奶粉過敏。

還有其他什麼關於食物過敏的事情是我應該知道的？

- 當孩子對食物過敏時，他們可能會因為**每次**吃到而更不舒服。找出是哪一種食物讓您的孩子生病。停止餵您的孩子這種食物。

- 到了兩歲或三歲時，很多孩子可能就可以吃曾經讓他們生病的食物。但是有些孩子會永遠因為同樣的食物而生病。

- 常見的會讓孩子過敏的食物有：
  - 蛋
  - 大豆
  - 小麥
  - 巧克力
  - 柳橙汁或像橘子這類水果
  - 魚
  - 牛奶
  - 花生/花生醬
  - 玉米
  - 草莓
  - 有殼的海鮮，像蝦子螃蟹
  - 堅果

- 小於一歲的寶寶不應該吃有殼的海鮮、草莓、和巧克力。

食物過敏

- 告訴所有照顧您孩子的人您孩子的過敏食物。讓他們知道什麼食物沒問題。給他們一張您的孩子不能吃的食物表。

- 一定要告訴育兒中心或學校的人您孩子有過敏。

- 您的孩子去朋友家玩的時候,一定要告訴那裡的大人您的孩子不能吃哪些食物。

- 在餐廳點菜以前,問一問食物是怎麼做的。找出菜裡有哪些食物,像是蛋常被拿來做醬料。

- 如果您的孩子的食物過敏非常嚴重,去買一個警示手環。您的孩子要一直戴著這個手環。手環告訴大家您孩子對哪些食物過敏。請問您的醫生或護士,您是不是應該為您的孩子買一個這種手環。

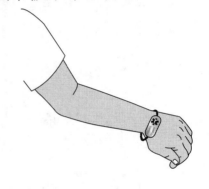

- 教大一點的孩子什麼食物不可以吃。

疝氣

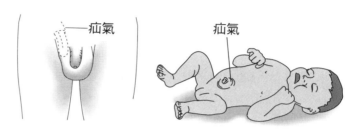
疝氣

這是什麼意思？

在陰部或肚
臍有東西突
出來或鼓脹
出來。

我會看到什麼？

- 在陰部或肚臍有一個腫塊。
- 這腫塊可能在您寶寶哭的時候跑出來。
  可能在寶寶停止哭泣的時候消失。
- 腫塊上的皮膚可能會變紅。

在家裡，我應該怎麼做？

- 看看有沒有腫塊，如果有看到，
  打電話告訴您的醫生。

我什麼時候應該打電話給醫生或護士？

- 如果您的孩子有腫塊、會痛、發燒、
  或嘔吐，馬上打電話給您的醫生。
- 如果腫塊上的皮膚變紅或發青，
  馬上打電話給您的醫生。
- 就算腫塊會在寶寶停止哭泣的時候消失，
  有任何腫塊都必需讓醫生知道。

還有其他什麼我應該知道的，有關疝氣的事情？

- 男孩比女孩得到疝氣的機率高。

- 有些疝氣還好，有些可能會很嚴重。
  如果您的孩子會痛、發燒、或嘔吐，
  馬上帶他去看醫生。

- 在寶寶肚臍旁邊的疝氣，如果小於一個兩毛五
  的硬幣，那就還好。當您的寶寶開始學走路時，
  就會消失。

- 在肚臍疝氣的四周，不要有任何會緊的東西。
  這樣可能會傷害您寶寶的皮膚。

吐奶

這是什麼意思？

就在餵奶後，寶寶會從胃吐出一到兩口的奶或液體。很多寶寶會在餵奶後吐奶。也可能會因為打嗝而造成吐奶。

我會看到什麼？

- 少量的奶流出寶寶的嘴巴。
- 您的寶寶可能在吐奶後想吃東西。

在家裡，我應該怎麼做？

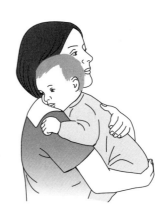

- 少量餵食寶寶。
- 每次都等兩個小時，讓寶寶的胃空了以後，再餵食。
- 常常輕拍寶寶，或在每 1/2 盎司的母奶或嬰兒奶粉後。
- 不要在餵食後壓寶寶的肚子。
- 讓您的寶寶在餵食時和餵食後，保持安靜。保持寶寶的頭高於肚子。

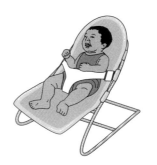

- 在餵食後，直立式抱住您的寶寶。如果您必須要放寶寶下來，把您的寶寶放在寶寶座椅上。
- 肚子附近的尿布不要包得太緊。

吐奶

我什麼時候應該打電話給醫生或護士？

- 吐出來的奶中有血。
- 寶寶吐奶時噎到或咳嗽。
- 您的寶寶常常吐奶，而且體重沒有增加。
- 寶寶吐出來的奶噴到離他好幾呎外。
- 吐奶越來越常發生，而且越來越激烈。

還有其他什麼有關吐奶的事情是我應該知道的？

- 一次餵寶寶太多東西可能會造成吐奶。
- 換尿布的時候，讓寶寶的腿高過胸部可能會造成吐奶。
- 吐奶並不是嘔吐。吐奶會在餵食後馬上發生。是少量的液體，而且會像流口水一樣跑出來。
- 吐奶會在寶寶 10 到 12 個月大時停止或減少。
- 吃母乳的寶寶和吃嬰兒奶粉的寶寶比起來可能較不會吐奶。
- 把吐奶沾到的衣服泡在小蘇打和水裡。母乳在衣服上留下的痕跡通常洗得掉。

胃痛

這是什麼意思？
您的孩子抱怨肚子痛。

我會看到什麼？
- 孩子可能躺下，抱著肚子。
- 孩子可能抱著抬高的膝蓋。
- 孩子可能因為痛又哭又叫。
- 孩子可能嘔吐。
- 孩子可能拉肚子。

在家裡，我應該怎麼做？
- 在孩子不痛之前，**不要**給他吃或喝任何東西。
- 讓您的孩子躺下。幫助您的孩子用深呼吸來放鬆。
- 放溫暖的毛巾或熱敷袋在您孩子的胃上。
- **不要**給您的孩子任何止痛藥。

我什麼時候應該打電話給醫生或護士？
- 您不到兩歲大的孩子會胃痛。
- 孩子痛得很厲害，而且不停地哭。
- 孩子走路的時候彎著身體，抱著肚子。
- 孩子躺著不肯走路。

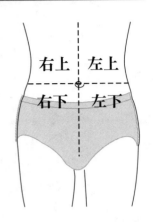

右上 ｜ 左上

右下 ｜ 左下

- 孩子胃的右下方會痛，且疼痛持續超過兩小時。
- 孩子的大便中有血。
- 胃痛在 12 小時內反覆發生。這種痛不是因為嘔吐或拉肚子。
- 孩子在胃的部份受傷。
- 當您碰孩子的胃時，胃是硬的，而且會痛。
- 孩子發燒，而且痛得很厲害。
- 孩子尿尿（小便）很少。
- 孩子的大便看起來像是紅醋栗果凍。

還有其他什麼關於胃痛的事情是我應該知道的？

- 胃痛通常會在兩小時內結束。
- 胃痛可能是因為這些東西，像是：
  - 感冒
  - 擔心
  - 便祕
  - 吃太多
  - 壞了的食物

嘔吐

這是什麼意思？

液體從孩子的胃部跑上來，吐出來。

我會看到什麼？

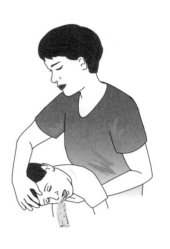

- 嘔吐可能會含有一些食物渣，或只有胃液。
- 孩子可能有發燒。
- 孩子可能拉肚子。
- 孩子可能會肚子痛。

在家裡，我應該怎麼做？

- 在您的孩子旁邊放一個盆子，把他的頭髮綁起來。
- 在您的孩子嘔吐後，幫助您的孩子刷牙。這樣會去除嘴巴的臭味。
- 在您的孩子嘔吐後兩個小時內，不要讓他吃或喝任何東西。

對一歲以上的孩子：

- 持續兩小時不再嘔吐後，給少量的透明飲料。這些飲料包括 Pedialyte 電解質口服液，Infalyte 電解質口服液，Ricelyte 電解質口服液，或者是商店牌子的同樣飲料。每三到五分鐘就給一湯匙。對大一點的孩子，給沒有氣泡的七喜飲料（放在空氣中兩個小時除去氣泡），Jell-O，Gatorade 運動飲料，和冰棒。如果您的孩子不再嘔吐，每小時加倍份量給他喝。

- 如果您的孩子持續四小時沒有再嘔吐，您可以給他更多飲料喝。

- 持續八小時沒有嘔吐才可以給孩子軟食物吃。軟食物包括乾麵包、米飯、香蕉、蘋果泥、和馬鈴薯泥。

- 如果孩子吃了軟食物後一整天都沒有再嘔吐，就可以給您的孩子吃正常的食物。但是幾天內都不可以吃肉類、牛奶、和太油的食物。

對未滿一歲的寶寶：

- 如果餵母奶，不要停。增加一瓶特殊的嬰兒飲料，叫做 Pedialyte 電解質口服液，Infalyte 電解質口服液，Ricelyte 電解質口服液，或者是商店牌子的同樣飲料。

- 如果寶寶是用奶瓶餵的，不要給他喝嬰兒奶粉。給您的寶寶特殊的嬰兒飲料，像是 Pedialyte 電解質口服液，Infalyte 電解質口服液，Ricelyte 電解質口服液或者是商店牌子的同樣飲料。

- 在寶寶停止嘔吐三到四小時後，再開始餵嬰兒奶粉。

- 在一天內回到正常食物。

我什麼時候應該打電話給醫生或護士？

- 寶寶才三個月大或是更小，而有嘔吐的現象。

- 孩子在六個小時中都沒有尿尿。

- 孩子哭的時候沒有眼淚。

- 嘔吐出來的東西裡有血。

- 孩子的肚子痛得很厲害。

- 孩子在頭或肚子被打到以後嘔吐。

- 孩子在發生意外後嘔吐。
- 您的孩子看起來病得很重。
- 孩子頭痛得很厲害。
- 孩子的胃沒有辦法留住任何液體。

還有其他什麼有關嘔吐的事情是我應該知道的？

- 寶寶通常在餵奶時或餵奶後會少量吐奶（翻到第101頁）。這不是嘔吐。
- 嘔吐可能是另一種病的症狀之一。
- 嘔吐可能會讓您孩子身體失去大量的水份。這叫做脫水。
- 脫水的症狀有：
    - 嘴巴乾乾的。
    - 眼睛凹下去。
    - 在六個小時內很少或完全沒有尿尿（小便）。
    - 尿液是深黃色的。
    - 哭的時候沒有眼淚。
    - 寶寶頭上軟軟的部份凹下去。

    如果您的孩子有任何這些症狀，要馬上打電話給您的醫生。
- 不要給您的孩子紅色的飲料或食物。這樣的話，吐出來的東西可能像是血。
- 如果寶寶很用力地嘔吐，東西可能從鼻子出來。您可以用吸鼻球清理鼻子（翻到第 77 頁）。

尿床

筆記

尿床

這是什麼意思?

孩子白天時屁股乾乾的,但是晚上睡覺時就尿濕了床(小便)。很多小孩晚上會尿床,他們不會因為覺得要小便而醒來。

我會看到什麼?

早上時或半夜時床濕了。

在家裡,我應該怎麼做?

- 睡覺前兩到三小時內不要給孩子喝東西。
- 睡覺前讓孩子先去小便。
- 您自己睡覺前,先帶孩子去小便。

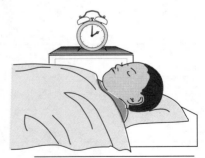

- 用鬧鐘在半夜叫醒孩子一到兩次去上廁所。
- 在床單下面鋪塑膠布來保護床墊。
- 把廁所的燈開著。
- 在孩子床邊放小便椅。

尿床

- 不要因為孩子尿床而生氣或取笑他，孩子不是故意要尿床的。

- 如果孩子哪一個晚上沒有尿床，就稱讚他。

- 除非孩子願意穿尿布，不然不要給孩子穿尿布。

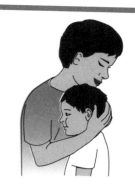

我什麼時候應該打電話給醫生或護士？

- 您的孩子有發燒或胃痛。

- 您的孩子開始白天也尿濕衣褲。

- 您的孩子小便時會痛或有灼熱感。

- 您的孩子小便中有血。

- 您的孩子比平常想喝更多的水。

- 您的孩子到八歲時還尿床。

- 您想知道怎麼用尿床鬧鐘。
這種鬧鐘會在孩子開始尿床時叫醒孩子。

- 您的孩子已經有六個月不尿床，
但現在又開始尿床。

還有其他什麼有關尿床的事情是我應該知道的？

- 大部份的孩子到七歲或八歲時就不再尿床了。

- 尿床可能一直到十幾歲左右才停止。

您孩子的皮膚　　10

筆 記

_____

_____

_____

_____

_____

_____

_____

_____

_____

_____

_____

_____

_____

_____

_____

水痘

這是什麼意思？

水痘是全身都會出現紅疹，水泡和痂的一種病，
也會令人很癢。水痘是會傳染的。

我會看到什麼？

- 發燒。
- 孩子好像很疲倦。
- 紅疹上面有透明的水泡或腫包，
  看起來很像玫瑰花瓣上的露珠。
- 連續三到五天，每天都有新的紅疹出現。

在家裡，我應該怎麼做？

- 給您的孩子洗涼水澡，在浴缸內加一杯份的蘇打粉來
  止癢。
- 如果有發燒就吃 Tylenol
  藥。讀包裝說明看要給多
  少藥量。**千萬不要給孩子
  吃阿斯匹靈**。

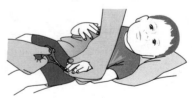

- 把您孩子的指甲剪短。
- 不要讓孩子抓破紅疹。
- 在紅疹上擦菱鋅礦乳液
  (calamine lotion) 來止癢。

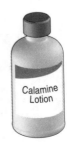

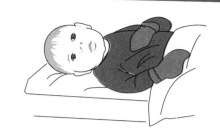

- 套襪子或棉手套在孩子的手上，保護他的皮膚不會被抓破。
- 不要讓您的孩子和其他還沒得過水痘的人接觸。
- 讓您的孩子待在室內，不要曬太陽。

我什麼時候應該打電話給醫生或護士？

- 一直癢。
- 眼睛或私處有瘡或潰瘍。
- 孩子有下面任何一種症狀：
  - 發高燒
  - 頭痛很厲害
  - 嘔吐
  - 咳嗽很厲害
  - 脖子僵硬
  - 抽筋
  - 健忘
- 孩子小便時會痛。
- 水痘的地方看起來有感染，例如：
  - 有流東西出來的膿
  - 腫脹
  - 很紅
  - 很酸痛
- 您的孩子不喝東西。他比平常還少小便。
- 開始生病的第二到第三天**之後**，孩子又發燒了。

還有其他什麼有關水痘的事情是我應該知道的？

- 有水痘預防針，一歲大的小孩就可以打。
  可以請問您的醫生有關預防針的事。

- 小孩在跟一個有水痘的人很接近的接觸之後，
  可能要 10 到 21 天後才會開始長水痘。

- 大部份的水痘都不會留下疤痕，但是如果抓破皮就會
  留下疤痕。

- 小孩會把水痘傳染給別人的傳染時間是差不多有七
  天，就算紅疹還沒有出現，也有可能會傳染。

- 小孩開始長水痘時，您會先看到紅疹，叫做痘疤，
  然後會變成水泡，最候變成痂。

- 所有痘疤都變成痂的時候，您的孩子就不再有傳染
  性。這個時候，您的孩子就可以回學校上課了。

尿布疹

這是什麼意思?

寶寶屁股或大腿上(就是尿布包起來的地方)又紅又破皮的疹塊。大部份寶寶都會得尿布疹,尿布疹通常都是濕尿布造成的。

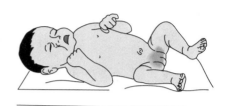

我會看到什麼?

- 尿布下面的皮膚又紅又破皮。
- 紅疹會擴散到大腿,肚子和背部。

在家裡,我應該怎麼做?

- 尿布一濕就換。
- 每個小時都檢查一下尿布,晚上也是,一濕就換。
- 每次換尿布都清潔一下寶寶的屁股,用乾淨的溫水就可以。
- 不包尿布的時間越久越好,每次換尿布時至少15 分鐘不包尿布。

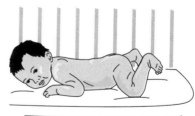

- 把寶寶的屁股完全弄乾,並擦上 Desitin 尿布軟膏或氧化鋅藥膏。
- 不要穿塑膠褲,塑膠褲會讓皮膚濕濕的。
- 不要用嬰兒柔濕巾,因為嬰兒柔濕巾會讓寶寶起疹子並傷害您寶寶的皮膚。

- 用下面的溫和肥皂來洗布料尿布：
  - 象牙肥皂 (Ivory Snow)
  - 敏感性皮膚專用的 Fab (Fab for Sensitive Skin)
  - Baby Soft
  - Dreft

我什麼時候應該打電話給醫生或護士？

- 疹子三天後沒有變好。
- 紅疹散佈到沒有包尿布的地方。
- 紅疹：
  - 變大
  - 鮮紅色
  - 有水
  - 變成有傷口的瘡或潰瘍
  - 被感染了
- 寶寶好像生病的樣子。
- 疹子變成很紅而光滑。

還有其他什麼有關尿布疹的事情是我應該知道的？

- 如果您的寶寶得了尿布疹，就換另一種牌子的尿布。
- 嬰兒爽身粉會讓尿布疹更嚴重，所以不要用爽身粉。
- 尿會傷害皮膚，讓尿布疹更嚴重，所以要隨時讓您的寶寶乾爽清潔。

濕疹

這是什麼意思?

濕疹會讓皮膚又乾又癢，是會遺傳的。在嬰兒和小孩身上特別嚴重，但是小孩長大後會好一點。

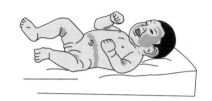

我會看到什麼?

- 臉頰兩邊、耳朵後面、手肘內面還有膝蓋後面的皮膚又紅又癢。
- 皮膚上感覺有小突起。
- 皮膚可能會流沒有顏色的液體或有皮屑。

在家裡，我應該怎麼做？

- 不要讓皮膚乾燥，例如泡很久的熱水澡。
- 給您的孩子洗很快的涼水澡，不到五分鐘。肥皂也會讓皮膚更乾燥，所以只用一點點像 Dove 這類的溫和肥皂。
- 泡澡後把皮膚輕輕拍乾，不要用毛巾大力擦皮膚。
- 皮膚還有點濕的時候，擦上 Crisco 全植物油。一天擦三到四次。
- 用溫和的肥皂洗衣服。

- 不要摸也不要靠近會讓癢更嚴重的東西。
讓您的孩子穿軟棉布作的衣服，
不要穿毛衣或是彈性纖維的緊身衣服。
- 不要讓您的孩子抓癢，把他們的指甲剪短，
手也要乾淨。
- 如果您的醫生開乳膏藥，請依照醫生
告訴您的方法塗用。 不要停用嬰兒油。
- 晚上給孩子吃 Benadryl 來止癢，
並讀包裝說明看要給多少藥量。

我什麼時候應該打電話給醫生或護士？

- 疹子的地方有感染的樣子，例如紅紅的，
流膿，而且熱熱的。
- 您的孩子發燒。
- 您的孩子因為癢而睡不著覺。
- 您的孩子看起來或是感覺生病了。

還有其他什麼有關濕疹的事情是我應該知道的？

- 小孩可能會連同濕疹出現氣喘等其他的病。
- 您的醫生開的乳膏或乳液，
一開始擦的時候可能會有點痛。
- 如果哪一種乳液會讓疹子特別嚴重，
就不要再用那種乳液。
- 濕疹是長期的皮膚問題，會好一段時間，
然後可能又開始。
- 寒冷又乾燥的天氣會讓濕疹更嚴重。

頭蝨

這是什麼意思?

頭蝨是長在頭髮裡面的小蟲,
也會跑到家裡所有的東西裡面。

我會看到什麼?

- 頭很癢。
- 跑得很快的灰色小蟲。
- 很多蟲可能會跑到脖子後面。
- 蝨卵可能會像黏膠一樣,
  黏在頭髮上靠近頭皮的地方,
  蝨卵看起來像小白點。

在家裡,我應該怎麼做?

- 用特別有殺頭蝨效果的洗髮精或潤髮乳來洗頭髮,
  可以在藥房裡買得到。有很多種:
  - NIX 潤髮乳
  - RID 洗髮精
- 請問您的醫生要用哪一種,並問說可不可以給不到一
  歲大的嬰兒用這種洗髮精。
- 這些洗髮精和潤髮乳是有毒的,一定要讀清楚包裝說
  明,小心使用,並放在小孩拿不到的地方。
- 所有的家人都用這種洗髮精。

121

- 用很細的梳子來梳掉頭髮上的蝨卵。

- 用很亮的燈來找蝨卵。在頭髮濕的時候，把白點拿掉。 所有的白點都一定要從頭髮上清掉。

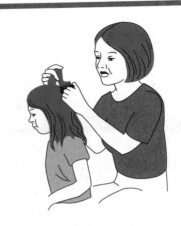

- 用同樣的洗髮精和熱水來洗淨所有的扁平梳，梳子和髮帶。

- 把所有碰到您孩子頭髮的床單，外套，填充玩具和其他東西都洗乾淨。要用熱水。

- 您可以把填充玩具放在烘乾機裡面 20 分鐘來殺死頭蝨。

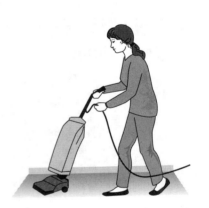

- 您也要用吸塵器清乾淨床墊，家具和地毯。這樣頭蝨才不會再長。

- 別忘了要清潔您車子內部。

我什麼時候應該打電話給醫生或護士？

- 居家護理沒有完全清掉頭蝨。

- 頭蝨一直長回來。

- 您的孩子不到一歲大但是有頭蝨。

還有其他什麼有關頭蝨的事情是我應該知道的？

- 就算您的孩子很乾淨而且照顧得很好，也可能有頭蝨。

- 如果您的孩子有頭蝨，要告訴學校。這樣班上的孩子才能夠也檢查有沒有頭蝨。

頭蝨

- 頭蝨在頭髮之外的地方只能存活很短的時間，所以要把家裡清乾淨，並讓孩子不要染上頭蝨。
- 頭蝨洗髮精可能不會殺死所有的蝨卵。您一定要用細梳子把蝨卵從頭髮上清掉。
- 連續七天，每天檢查家中每一個人的頭。如果有需要的話，可以用特別洗髮精洗頭。
- 用特別洗髮精洗頭之後，小孩就可以回學校去上課了。 所有的白點應該都不在頭髮上了。
- 您不需要用除蟲劑噴家具或是家裡。
- 要教您的孩子不要跟別人共用頭髮用品，例如帽子，梳子和髮帶等。

熱疹

這是什麼意思?
　　寶寶全身任何地方都可能有的小疹子。

我會看到什麼?
- 脖子上，背上或肩膀上有紅色或粉紅色的小疹子。

在家裡，我應該怎麼做？

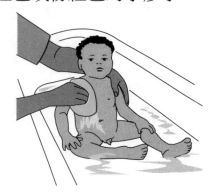

- 給寶寶穿輕薄的衣物，不要擦用乳液或油膏。
- 給您的寶寶洗不用香皂的冷水澡，並讓皮膚自然乾。

我什麼時候應該打電話給醫生或護士？
- 疹子越來越嚴重，或是疹子變大又變有水。
- 疹子三天之內沒有變好，或是孩子有發燒。

還有其他什麼有關熱疹的事情是我應該知道？
- 熱疹，也叫做痱子，通常是在天氣很熱的時候出現。
- 如果小孩在冷天穿得太暖，會得熱疹，而如果皮膚上擦乳液或油膏，小孩也會得熱疹。

蕁麻疹

這是什麼意思?

蕁麻疹是對食物，蚊蟲咬傷或是其他東西產生的過敏反應， 造成皮膚上紅色或粉紅色的點。

我會看到什麼?

- 不同大小和形狀，凸起的紅色或粉紅色斑點，叫做條痕疹。
- 小孩覺得很癢。

在家裡，我應該怎麼做？

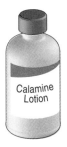

- 給您的孩子泡涼水澡。
- 在蕁麻疹上擦菱鋅礦乳液 (calamine lotion) 來止癢。
- 讓孩子口服 Benadryl (不含酒精)。
- 讓您的孩子不要靠近造成他長蕁麻疹的東西。認真想一下最近您的孩子做了或吃了什麼新的東西。

我什麼時候應該打電話給醫生或護士？

- 您的孩子呼吸或吞嚥困難，**請打 911 電話**。
- 您的孩子舌頭腫大。
- 孩子肚子(胃)痛，發燒，或關節痛。
- 蕁麻疹在一兩天之內沒有消失。

還有其他什麼有關蕁麻疹的事情是我應該知道的?

- 請讀第 96 頁，「食物過敏」章節，了解有哪些食物會造成蕁麻疹。
- 您可能永遠找不出來造成您的孩子蕁麻疹的東西。

125

膿包症
（感染膿包）

這是什麼意思?
膿包症是很容易擴散的一種皮膚感染。

我會看到什麼?
- 全身任何地方都有可能長紅色瘡或潰瘍。
- 瘡或潰瘍開始化膿，
  然後變成黃色或蜂蜜色又變屑狀。
- 瘡或潰瘍會從身體一部分擴散到另一部分。

在家裡，我應該怎麼做？
- 把瘡或潰瘍的地方浸泡在溫肥皂水中 15 到 20 分鐘，一天兩到三次，這樣可以把皮屑去掉。
- 用像 Betadine 的藥皂，在藥房買得到。
  把瘡或潰瘍的地方輕輕拍乾。
- 瘡或潰瘍的地方上擦像 polysporin 的藥膏。
  一天擦兩到三次，一直擦到皮屑掉完。
  您可以在藥房買得到 polysporin。
- 用乾淨的繃帶包好瘡或潰瘍，不要讓孩子去摸或抓有瘡的地方。
- 有些膿包症需要擦醫生給的藥才會好。
  如果醫生有開藥，一定要按照醫生告訴您擦多久就擦多久。

- 您可以這麼做來避免膿包的擴散：
  - 摸了您孩子的瘡或潰瘍或衣服和毛巾之後，把您的手洗乾淨。
  - 把您孩子的手洗得非常乾淨，把您孩子的指甲剪短。
  - 不要讓您孩子手指伸進他的鼻子。
  - 把您孩子的衣服，毛巾，和其他東西，跟別人的分開。用肥皂和很熱的水把這些洗乾淨。

我什麼時候應該打電話給醫生或護士？

- 您覺得您的孩子得了膿包症。
- 瘡或潰瘍變大。
- 瘡或潰瘍擴散到您孩子身體的其他地方。
- 您的孩子看起來或感覺生病了。
- 您的孩子關節腫脹或酸痛，關節包括手肘或膝蓋。

還有其他什麼有關膿包症的事情是我應該知道的？

- 膿包症很容易從一個人身上傳佈到另一個人身上，摸到瘡或潰瘍或摸到接觸過瘡或潰瘍的東西就會傳佈。
- 如果孩子穿的衣服蓋住瘡或潰瘍，而且已經治療超過兩天了，孩子就可以去學校。
- 膿包症會讓孩子很難過，所以如果瘡或潰瘍開始傳佈或變大，就帶您的孩子去看醫生。
- 膿包症對新生兒很不好。所以您在觸摸嬰兒之前，一定要把手洗乾淨。不要讓有膿包症的孩子摸嬰兒或嬰兒的東西。

毒葛或毒櫟

這是什麼意思?

摸到毒葛或毒櫟植物後出現的紅色突起的疹子，也有可能是摸到有接觸到這些植物的東西。

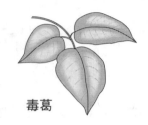

毒葛

我會看到什麼?

- 紅色突起
- 會癢的疹子
- 小孩摸到植物之後 12 到 48 小時，會出現疹子。

在家裡，我應該怎麼做？

- 如果您的孩子接觸到毒葛，就應該：
  - 馬上在皮膚上大量沖水。
  - 把衣服脫掉。
  - 把皮膚浸在肥皂水裡。
- 把跟植物有接觸過的衣服和其他東西，
  用肥皂和很熱的水沖洗乾淨。
  接觸這些東西的時候要戴橡膠手套。
- 寵物可能在毛上帶有毒葛，
  所以如果您覺得牠們有接觸過毒葛或毒櫟的話，
  就要給牠們洗澡。

- 如果您的孩子長會癢的疹子，就這麼做：
  - 給孩子洗涼水澡，水中放 Aveeno 泡澡燕麥或小蘇打來止癢。您在店裡買得到。
  - 在疹子上擦菱鋅礦乳液 (calamine lotion)。
  - 您可以在家作疹子敷泥。用三茶匙小蘇打和一茶匙水混和在一起，敷在疹子上。

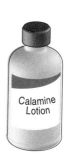

- 如果疹子上流出透明黃色的膿，就這麼做：
  - 用兩茶匙小蘇打和四杯水混和在一起。
  - 把布浸泡在小蘇打水裡，然後蓋在疹子上。一天四次，一次 10 分鐘。
- 把孩子的指甲剪短，不要讓孩子抓疹子。
- 把您的手洗乾淨，不要摸您的臉。
- 給孩子 Benadryl 止癢(看標籤給多少)。

我什麼時候應該打電話給醫生或護士？

- 孩子發燒或臉腫或眼睛腫。
- 孩子陰部，腋下，或脖子兩邊發腫。
- 孩子癢得睡不著覺。
- 孩子的疹子發紅或是有膿(白色黏稠，黃色，或綠色液體)流出來。

還有其他什麼有關毒葛或毒櫟的事情是我應該知道的？

- 給孩子看毒葛或毒櫟長得什麼樣子，教孩子不要去碰。
- 疹子可能持續兩到三個星期。

錢癬

這是什麼意思?
錢癬是皮膚、頭皮和腳上的感染。

我會看到什麼?
- 圓形粉紅色的斑
- 斑變大時,中間開始變好
- 突起,粗糙,邊緣有鱗脫落
- 1/2 吋到 1 吋大
- 如果沒有治療就會變大
- 可能會癢

在家裡,我應該怎麼做?
- 一天最少兩次用抗黴菌乳膏擦,
  可以在藥房買得到,告訴藥房的藥劑
  師說您要買抗黴菌乳膏。
- 在整顆疹子還有疹子旁邊最少
  1 吋的地方擦上乳膏。
- 疹子消失後,要在本來有疹子的地方
  最少再擦七天的乳膏。
- 疹子可能最多要四個星期才會消失。

我什麼時候應該打電話給醫生或護士？

- 疹子有膿流出來。
- 不止三個地方有疹子。
- 治療一個星期之後，錢癬還繼續越來越多。
- 四個星期之後，錢癬還沒有消失。
- 您孩子的頭皮上有錢癬。

還有其他什麼有關錢癬的事情是我應該知道的？

- 如果皮膚直接接觸的話，皮膚上的錢癬會從一個孩子傳染到另一個孩子。但是治療 48 小時之後，就不會把錢癬傳染給別人了。
- 皮膚上的錢癬應該蓋起來，但是頭皮上的錢癬不用蓋起來。
- 如果錢癬蓋起來了，孩子就可以去學校。
- 不准共用衣服，帽子，梳子，刷子或其他個人用品。
- 經常洗手可以避免錢癬的傳染。
- 把您孩子的指甲剪短，可以避免錢癬的傳染。

疥癬

這是什麼意思?
疥癬是由很小的蟲引起,會癢的皮膚疹子。

我會看到什麼?
- 很小而粉紅色的皮膚腫塊,
  在身體上排成一條線。
- 很癢而且在晚上特別厲害。
- 疹子常見在手指上,手腕上,
  腋下,腰部和陰部。
  也可能在身體的任何地方。
- 嬰兒可能會在腳底和手掌內長疹子。
- 因為這種蟲很小,所以您看不到。

在家裡,我應該怎麼做?
- 全身都擦抹您的醫生要您擦的皮膚藥。
- 您的醫生可能會要您全家都擦這種皮膚藥。
- 所有的衣服,床單和毛巾都用熱水洗。

我什麼時候應該打電話給醫生或護士?
- 您覺得您的孩子長了疥癬。
  您需要醫生開皮膚藥的處方。

疥癬

還有其他什麼有關疥癬的事情是我應該知道的？

- 您開始擦藥後，會癢的疹子還會持續一到兩個星期。

- 如果靠得很近，這種很小的蟲會從一個人身上跑到另一個人身上，也會從身體的一部份跑到另一部份。

- 眼睛看不到這種蟲。

- 每個人都可能長疥癬，長疥癬並不是因為髒或沒洗澡。

133

曬傷

這是什麼意思?
> 皮膚被太陽燒傷。

我會看到什麼?

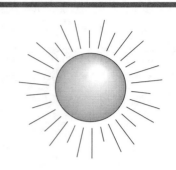

- 皮膚受到一級灼傷，變紅色
  或粉紅色。
- 皮膚受到二級灼傷，長出水泡。
- 皮膚可能浮腫又痛。

在家裡，我應該怎麼做？

- 給您的孩子洗涼水澡。
- 在曬傷的地方蓋上濕涼的衣服或毛巾。
- 給您的孩子 Tylenol 藥來止痛。
  讀包裝說明看要給多少藥量。
- 蘆薈膠可以讓痛好一點。
- 不要在曬傷的地方上擦奶油，油膏，
  或任何其他像 benzocaine 等的皮膚乳液。
- 給您的孩子多喝水或液體。
- 連續幾天不要在您孩子的皮膚上擦肥皂。
- 給您的孩子穿涼快柔軟的衣服。
- 不要弄破水泡，因為如果您弄破水泡，
  就可能造成感染。如果水泡破了，
  就用溫和的肥皂和清水洗乾淨，然後讓它自然乾。

曬傷

我什麼時候應該打電話給醫生或護士？

- 您的孩子有發燒。
- 您孩子的眼睛看亮光很不舒服。
- 您的孩子很痛。
- 您的孩子皮膚上有水泡。

我應該怎麼做才能避免曬傷？

- 不到六個月大的嬰兒要待在有涼蔭的地方。
  用帽子、長袖衣服和褲子保護您的寶寶。
- 不要給不到六個月大的嬰兒擦防曬乳。
- 千萬不要讓嬰兒受到直接日曬。
- 超過六個月大的孩子，
  應該用防曬指數(SPF) 30
  或更高的防曬乳。陰天
  時也要擦防曬乳，出門前
  至少 30 分鐘之前就要擦
  防曬乳。讀清楚並照著標
  籤擦。

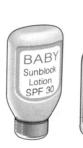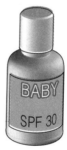

- 一定要記得在孩子的耳朵上擦防曬乳。
  也別忘記了您孩子的腳背。
- 頭髮較少的孩子不戴帽子的時候，
  應該在頭上擦防曬乳。
- 游泳完或流汗後，就再擦一次防曬乳。
- 不要在靠近孩子嘴唇，嘴巴，或手上的地
  方擦防曬乳，才不會讓幼兒把防曬乳吃進去，
  如果您寶寶的手上或靠近嘴巴的地方有防曬乳，
  就把防曬乳洗乾淨。

曬傷

- 您孩子的眼睛可能曬傷的，所以您的孩子應該戴太陽眼鏡和帽子，把臉遮住。太陽眼鏡應該要有百分之百防紫外線(UV)的保護功能。

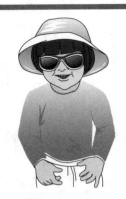

還有其他什麼有關曬傷的事情是我應該知道的？

- 曬傷對皮膚很不好，因為可能造成癌症。

- 有些小孩可能在 15 分鐘內就會被嚴重曬傷，所以要確定您的孩子在戶外時，總是有擦防曬乳。

- 您的孩子在車內也有可能被曬傷，所以要用車窗遮陽板。

- 您的孩子就算在陰天也會曬傷。雲並不會保護您的孩子 不曬傷。所以只要在戶外，就要給您的孩子擦上防曬乳並戴上帽子。

- 您的孩子可能會因為輕或薄的衣服透光而曬傷，所以您的孩子穿T恤和薄褲子的裡面也要擦防曬乳。

- 您的孩子可能會因為濕衣服透光而曬傷。

- 水會讓陽光變得更強，所以您的孩子可能因為在水裡面玩而曬傷得很嚴重。要經常給您的孩子擦防曬乳，不要讓您的孩子在陽光下在水裡面玩。

- 教您的孩子在戶外時，一定都要擦上防曬乳。

您的孩子受傷時怎麼辦 11

筆 記

被動物或是人咬傷

這是什麼意思？

被人或是動物咬到。動物包括狗，貓，老鼠或其他動物等。

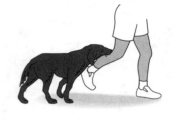

我會看到什麼？

- 皮膚上可能有牙齒的痕跡。
- 皮膚可能有破皮，可能有流血。
- 受傷的地方可能熱熱紅紅的，也可能流膿出來。

在家裡，我應該怎麼做？

- 如果有流血，就用乾淨的布輕壓一下。
- 用肥皂和溫水清洗皮膚。
- 用 OK 繃或一般繃帶將破皮的地方包起來。
- 想辦法知道咬您孩子的動物有沒有打過狂犬病的預防針。

我什麼時候應該打電話給醫生或護士？

- 您孩子的皮膚因為咬傷而破皮了。
- 是被野生動物咬傷。
- 是被可能還沒有打預防針的寵物咬傷。
- 咬人的動物行為很奇怪。
- 咬人的動物嘴巴吐泡沫。
- 您的孩子有感染的樣子，如發燒，發紅，疼痛，或腫脹等。

還有其他什麼有關動物咬傷的事情是我應該知道的？

- 所有的寵物都應該打狂犬病預防針。
- 教您的孩子不要去摸他或她不認識的動物。
- 教您的孩子不要靠近在吃東西的動物。

流血

這是什麼意思？

出血很快或流血不止。

我會看到什麼？

- 鮮紅的血從皮膚上的傷口流出來。
- 孩子可能看起來很虛弱。
- 孩子可能不知道自己在哪裡。
- 孩子可能熟睡著(昏倒)。

在家裡，我應該怎麼做？

- 讓您的孩子趟下來。

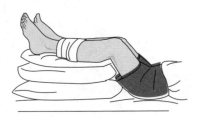

- 把流血的地方抬得比心臟還高。
- 讓您的孩子保暖。
- 把在割傷或潰瘍上容易拿掉的東西先拿掉，
  不要試著把卡在較深的地方或難拿的東西取出來。
- 不要用切的把東西拿出來。

流血

- 在流血的地方蓋上乾淨的布，並用力壓。

- 如果布上面的血太多了，就放另一塊布在上面。不要把第一塊布拿開流血的地方。

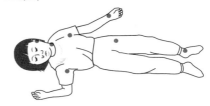

- 要一直壓住止血，但不要太用力壓到會痛。

- 如果傷口有骨頭或什麼東西突出來，就壓住傷口的旁邊，不要直接壓在傷口上面。

- 如果血流不止，就壓住心臟和流血地方中間的止血壓點。選距離流血點最近的止血壓點。

我什麼時候應該打電話給醫生或護士？

- 如果血一直流出來，而且止不住，**就要打 911 電話**。
- 傷口有骨頭或什麼東西突出來。
- 壓住但卻不能止血。

還有其他什麼有關流血的事情是我應該知道的？

- 您的孩子有可能會因為流血而失血太多。這就叫做休克。
  如果您的孩子有休克的樣子，就要打 911 電話。

- **休克的樣子包括:**
  - 瞳孔(眼睛中間的黑點)變大。
  - 皮膚覺得又冷又濕。
  - 脈搏(心跳)又快又弱。

141

流血

- 呼吸很快。
- 孩子胃不舒服(想吐)。
- 孩子嘔吐。
- 孩子想喝東西(**不要給您的孩子任何東西喝**)。
- 孩子不知道自己在哪裡(頭腦不清楚)。
- 孩子很虛弱。
- 孩子睡著,而且睡得很熟叫不醒。

骨折

這是什麼意思？

骨頭裂了或斷了，
是因為跌倒或是意外造成的。

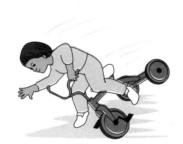

我會看到什麼？

- 您的孩子很痛。
- 骨頭附近腫起來。
- 您的孩子可能不願意動腿或動手臂。
- 皮膚下面的骨頭可能看起來彎了。
- 如果破皮的話，您可能還看得到骨頭。
- 跌倒的時候，您可能有聽到骨頭裂的聲音。

在家裡，我應該怎麼做？

- 斷了的手臂或腿上放骨折夾板。骨折夾板是任何您可以綁到身體一部份而讓那部份固定不動的東西。捲起來的報紙，雜誌，或棍子都可以當做骨折夾板。

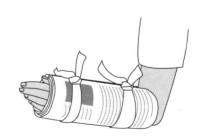

- 千萬不要把身體和骨折夾板固定得太緊，讓血不能流到那個地方。
- 如果您覺得您的孩子腿斷了，就不要讓他用那條腿走路。

- 冰塊可以止痛又消腫。但是不要把冰塊直接放在皮膚上，要用毛巾包起來，一次放五分鐘或不到五分鐘。

- 在看醫生之前，不要給您的孩子任何東西吃或喝。

- **馬上帶您的孩子去看醫生或去診所，**因為骨折需要立刻讓醫生檢查。

我什麼時候應該打電話給醫生或護士？

- 您覺得您的孩子骨折了。

我應該怎麼做才能避免孩子骨折？

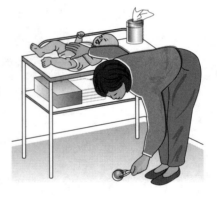

- 千萬不要讓幼兒一個人坐在高處，而沒人在旁邊，即使只有幾秒鐘的時間也不行。高處包括沙發椅，換尿布的桌子，或是購物車。您的孩子很可能會摔得很厲害。

- 隨時都保持搖籃的欄杆高到寶寶的下巴的高度。

- 不要用學步車，因為寶寶很可能會翻倒或撞倒安全隔門。

- 您的窗戶上要使用安全鎖，因為小孩可能會開窗戶，然後不小心摔出去。

還有其他什麼我應該知道的，有關扭傷的事情？

- 您的醫生可能會告訴您孩子扭傷了，但沒有骨折。扭傷比骨折好，但是扭傷會讓您的孩子很痛。

- 冰塊可以止痛又消腫，用一塊布把冰塊包起來，放在扭傷的地方上。一次放五分鐘或不到五分鐘。

骨折

- 把關節放在比身體還高的枕頭上休息一下。
  不要讓您的孩子用他的關節。

- 給您的孩子吃 Tylenol 藥止痛。讀包裝說明看要給多少藥量。

- 您的醫生可能會告訴您，在扭傷 24 小時過後，用熱敷袋或濕暖的毛巾敷在扭傷的地方。

- 如果三到四天後，扭傷沒有比較好，
  就打電話給您的醫生或護士。

瘀血

這是什麼意思？

皮膚上深色的點，是皮膚下面流血造成的。
如果您的孩子跌倒或是受傷就會有瘀血。
瘀血要差不多兩個星期才會好。

我會看到什麼？

- 皮膚上有黑色，咖啡色，藍色，紫色，
  綠色或黃色的斑痕。
- 皮膚可能會先變紅。
- 您可能會看到或覺得有腫起來。

在家裡，我應該怎麼做？

- 大部分的瘀傷都不需要特別照顧。
- 您可以在大塊瘀血上放冰塊。用布把冰塊包起來，
  一次放五分鐘或不到五分鐘。
- 過了 24 到 48 小時之後，熱敷會有幫助。
  可以用熱敷袋調到低熱，或用溫濕的布來敷。

我什麼時候應該打電話給醫生或護士？

- 您的孩子沒有跌倒或受傷，但是卻有瘀血。
- 您覺得可能有骨折。
- 您的孩子有很多瘀血的地方。

蚊蟲咬傷

這是什麼意思？

被蟲咬而會痛或癢。可能是被蜜蜂，扁蝨，跳蚤，螞蟻，蒼蠅，蜘蛛，黃蜂，蚊子或其他昆蟲咬。

我會看到什麼？

- 咬的地方越來越大 (腫起來)
- 發紅
- 您的孩子全身發紅，而且腫起來。
- 您的孩子可能覺得呼吸困難。

在家裡，我應該怎麼做？

- 皮膚內可能還有刺，用您的指甲輕輕地揉它，儘量不要把刺弄斷。
- 用布把冰塊包起來，放在咬傷的地方，一次放五分鐘或不到五分鐘。
- 如果您的孩子會痛，就把小蘇打和水混和作成泥，放在咬傷的地方。
- 在咬傷的地方上擦菱鋅礦乳液 (calamine lotion) 來止癢。
- 把您孩子的指甲剪短。這樣您的孩子抓皮膚時短指甲才不會傷到皮膚。

蚊蟲咬傷

我什麼時候應該打電話給醫生或護士？

- 如果您的孩子呼吸困難，或是臉腫脹的話，
  就要打 911 電話。這是很緊急的情況。
- 您的孩子全身都有疹子。孩子被咬後又癢又腫。
  這很可能是過敏反應。
- 有感染的樣子，如咬的地方有腫脹，流黃色的膿，
  或有發燒。這些可能是後來才出現的。
- 您的孩子很痛，孩子看起來或覺得生病了。
- 您的孩子不到三個月大，但是被蟲咬了。

還有其他什麼有關蚊蟲咬傷的事情是我應該知道的？

- 給您的孩子穿長袖襯衫和長褲。
  這樣可以保護您的孩子不被蚊蟲咬傷。
- 在戶外不要噴香水或擦其他有香味的乳液。
- 擦上防蟲劑，仔細讀標籤說明並照著作。
  噴防蟲劑時，要遠離臉部。
- 教您的孩子不要靠近蜂窩和其他會有蟲的地方。
- 查看是哪裡有蟲。讓您的孩子不要靠近有跳蚤或扁蝨
  的狗或貓，也不要去家裡有蟲的朋友家。
- 不要在太陽下山時去戶外。

頭上腫起來

這是什麼意思？

您孩子的頭被撞到。
孩子跌倒而撞到了頭。

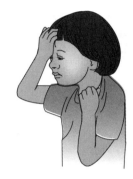

我會看到什麼？

- 您的孩子頭上可能有個大腫包。
- 您的孩子頭上可能有割傷還有一點流血。
- 您的孩子可能會抽搐(痙攣)。
- 您的孩子可能會暫時昏迷(失去知覺)。
- 您的孩子可能嘔吐。
- 您的孩子可能頭腦不清楚。

在家裡，我應該怎麼做？

- 如果您的孩子流血，就用毛巾用力壓住那個地方 10 到 15 分鐘。
- 腫包上放冰袋，您可以用布把冰塊包起來。
- 您的孩子可能只有頭上一個小腫包，他哭了一下就又跑回去玩了。如果是這樣，您在家就可以照護您的孩子。但是一定要注意有沒有不正常的地方。如果您有任何問題，馬上打電話給您的醫生。

149

- 撞到頭的 24 小時後，每兩小時就叫醒您的孩子一次，看您的孩子眼睛有沒有任何變化。看身體有沒有一邊比較沒力氣。注意有沒有嘔吐。問您的孩子他應該回答得出來的問題。

我什麼時候應該打電話給醫生或護士？

- 您的孩子跌倒後昏過去了，雖然昏倒可能只有一下子。
- 孩子頭上的傷口，一直流血。
- 您的孩子哭超過 10 分鐘還不停。
- 您的孩子抽搐(痙攣)。
- 您的孩子變得想睡覺，又很難叫醒。
- 您的孩子頭腦沒有平常清楚。
- 您的孩子說話或走路不像平常的樣子。
- 您孩子的眼睛看起來不一樣，例如可能有鬥雞眼或瞳孔(眼睛中間的黑點)跟平常大小不一樣。
- 從您孩子的耳朵或鼻子流出血或水。
- 您的孩子嘔吐很厲害或是嘔吐不止一次。
- 您的孩子好像頭腦不清楚。

我應該怎麼做才能避免孩子頭部受傷？

- 有些運動一定要讓孩子戴上安全帽，例如騎腳踏車，溜滑輪，溜滑板，和騎電動代步車等。安全帽應該蓋到孩子的額頭。

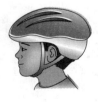

頭上腫起來

- 讓孩子坐在車後座，因為這是對孩子最安全的位子。坐車時，務必讓孩子坐汽車兒童安全座椅或是繫安全帶。

- 如果您的車子有乘客用安全氣囊，就千萬不能讓孩子坐在前座。

- 您使用的汽車兒童安全座椅類型要看孩子的年齡和體重來決定。

  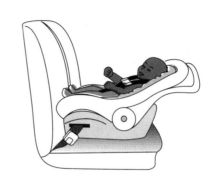

  - 不到 20 磅重的寶寶要用汽車嬰兒安全座椅。座椅應該面朝車後方安裝。座椅應該往後靠。

  - 超過 20 磅重**並滿一歲**的寶寶應該用汽車幼兒安全座椅。座椅應該面朝車前方安裝。

  - 加州法律有規定何時應讓兒童坐在加高座椅。請詢問您的醫生或護士。

- 千萬別讓您的孩子一個人坐在高處，因為這樣他或她可能會跌倒。

- 隨時都保持搖籃的欄杆高到寶寶的下巴的高度。

- 在樓梯口裝隔門，讓孩子不能上下樓梯。

- 所有通到樓梯的門都鎖起來。

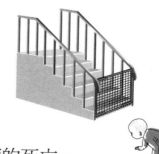

- 千萬不能搖晃或打您的寶寶。因為寶寶的腦部很軟，搖晃會傷害或甚至造成寶寶的死亡。

燒傷

這是什麼意思？

皮膚受傷。可能是熱，熱的液體，蒸氣，瓦斯，
觸電，化學藥物，或是放射線造成的。

有三種不同的燒傷：

- 一級 — 最外一層皮膚燒到。
- 二級 — 深一點的皮膚燒到。
- 三級 — 很深的燒傷。

我會看到什麼？

- 皮膚可能發紅，摸到覺得熱，而且會痛。
- 皮膚可能變成白色，咖啡色，或黑色，而不是紅色。
- 皮膚可能腫腫的。
- 皮膚上可能有水泡。

在家裡，我應該怎麼做？

- 您可以用水來滅火，但是油引起的火就不行。
- 油引起的火要用小蘇打或滅火器來滅火。
- 如果您孩子的衣服著火了，您的孩子會很害怕而奔
  跑。 您應該：
  - 馬上抓住您的孩子。在地上滾您的孩子把火弄
    滅。
  - 用毛毯，外套，或地毯蓋住您的孩子把火弄滅。

- 馬上用冷水沖被燒到的皮膚。
  這樣可以避免皮膚不會再燒得更嚴重。
  也可以比較不痛。
- 不要放冰塊在皮膚上。
- 除非衣服黏在皮膚上了，
  不然趕快把燒到的衣服脫掉。
- 如果皮膚流膿出來，就用乾淨的布蓋住。
- 如果皮膚是乾的，就用濕、涼、乾淨的布蓋住。

- 不要在燒傷上面擦奶油，油類，或粉。
- 用 Tylenol 藥止痛。讀包裝說明看要給多少藥量。
- 不要把水泡弄破。如果水泡破了，用肥皂和清水洗乾淨。 然後用乾淨的布蓋住。

我什麼時候應該打電話給醫生或護士？

- 燒傷的地方比您孩子的手還要大。
- 皮膚上有水泡。
- 燒傷是在臉上，手上，腳上，私處，
  或活動的關節如膝蓋等。
- 您覺得燒傷得很嚴重。
- 燒到的皮膚是白色，咖啡色，或黑色。
- 有受到感染的樣子，如腫脹，流膿，或發燒。
- 燒傷的地方三天後沒有比較好。

我應該怎麼做才能避免小孩燒傷？

- 每個臥室和走道都裝上煙霧警報器。每個月檢查煙霧警報器的功能，每四到六個月裝上新的電池。

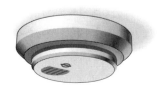

燒傷

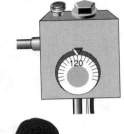

- 家中要裝滅火器，也要知道如何使用。

- 教您的孩子如果他們的衣服著火了，應該怎麼樣站住，馬上撲倒在地上，然後在地上打滾滅火。

- 把熱水器的溫度設在華氏 120 度，如果溫度更高的話，孩子可能會被從自來水龍頭流出來的熱水燙傷。

- 把孩子放到浴缸內之前，先確定洗澡水不會太熱，可以用您的手肘測試水溫。

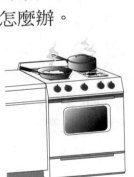

- 讓孩子遠離爐子，熨斗，和捲髮器等。當您沒有使用這些東西時，關掉或拔掉電源。

- 把火柴和打火機等會燃燒的東西，放在小孩拿不到的地方。

- 教小孩不要玩火柴或其他會起火的東西。

- 要教孩子萬一發生火災時，應該怎麼辦。

- 小孩喜歡伸手抓東西，所以要把鍋子的把手往內轉，小孩才拿不到。

- 喝熱飲料像咖啡等時，千萬不要抱小孩。

  在爐子旁邊煮東西時，千萬不要抱小孩。

- 千萬不要用微波爐來加熱您孩子的奶瓶或食物。有些部份會變得很熱，而燙傷孩子。

CPR
(心肺復甦術)

這是什麼意思？

CPR 就是當嬰兒或小孩停止呼吸而且心臟停止跳動時，您應該做的急救。孩子的心臟和呼吸可能會因為像溺水，觸電，和噎到等而停止。CPR 可以把空氣送進孩子身體並讓血液流通。很多人用 CPR 救了孩子一命。

要學 CPR，口對口人工呼吸，或是幫助噎到的孩子，您必須去上基本救命術的課。美國紅十字會，美國心臟協會，或是您住家附近的醫院都有教這堂課。打電話到這些地方去問要怎麼上課。

這本書教您在緊急的情況時應該怎麼辦。
要做得對，您就應該去上課。上課時您可以用假人作練習。

我會看到什麼？

- 孩子皮膚可能是蒼白或藍色的。
- 胸部沒有上上下下地動。
- 孩子都沒有動。孩子看起來好像在熟睡。

如果是嬰兒(不到一歲)，我應該怎麼做？

1. 想辦法把嬰兒叫醒。
   如果嬰兒叫不醒，
   就喊叫求救。
   請人打 911 電話。

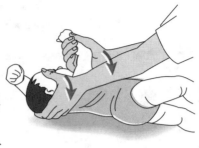

2. 讓嬰兒躺在硬的表面上，
   像地板或是桌子等。讓嬰
   兒背朝下躺著。

3. 一隻手把嬰兒的下巴抬高
   一點點，讓頭往後，然後
   用另一隻手把額頭往後
   壓。不要把嬰兒的嘴巴閉
   起來。

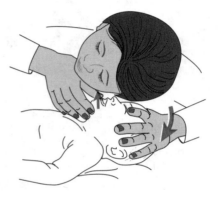

4. 看嬰兒的胸部有沒有在
   動。聽一下空氣進進出出
   的聲音。 把您的臉頰靠
   近嬰兒嘴巴旁邊，看臉頰
   有沒有感覺到空氣。

5. 如果嬰兒沒有呼吸，就開
   始用口對口人工呼吸。張
   大您的嘴巴吸進一口氣。
   用您的嘴巴蓋住嬰兒的口
   和鼻並蓋緊。

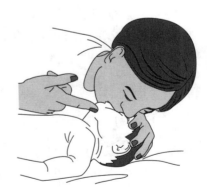

6. 慢慢地吹兩次氣給嬰兒。
   這些呼吸應該差不多要
   1 1/2 秒至 2 秒久。吹兩
   次氣給嬰兒中間，您自己
   要呼吸。看嬰兒的胸部有沒有上下起伏。
   讓嬰兒的頭往後，嘴巴張開。

7. 如果您第一次吹氣進入嬰兒口鼻時，沒有能讓嬰兒的胸部上下起伏，就再試一次。如果第二次，胸部還是沒有上下起伏，就看第 58 頁要怎麼幫助噎到的嬰兒。

8. 摸一下脈搏來查看嬰兒的心臟有沒有跳動。把兩三隻手指放在嬰兒的上臂，就是手肘和肩膀之間。用您的手指輕輕地壓來感覺脈搏。

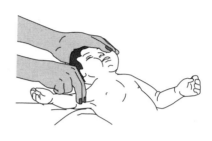

9. 如果沒有脈搏，就開始胸部擠壓。在嬰兒兩邊乳頭中間劃出一條想像的線，將兩或三根手指放在這條線下面約一根手指距離的地方。把嬰兒的胸部壓下 1/2 吋到 1 吋。

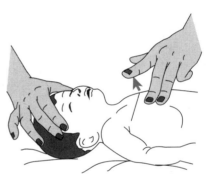

10. 壓五次，然後人工呼吸一次。
一分鐘最少人工呼吸 20 次還有胸部擠壓 100 次。

11. 做完一分鐘的 CPR 後，再查看一次嬰兒的脈搏。
如果有脈搏了，就不再做胸部擠壓。
把您的臉頰靠近嬰兒嘴巴旁邊，看有沒有呼吸。

12. 如果還是沒有脈搏，就繼續做胸部擠壓。
如果有脈搏，但沒有呼吸，就繼續做口對口人工呼吸。

13. 一直做 CPR 到嬰兒恢復正常，或是換人做 CPR。做一分鐘的 CPR 後沒有人來幫助，**就打 911 電話**。

如果是一歲以上的小孩，我應該怎麼做？

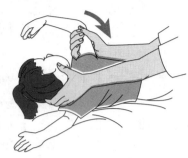

1. 儘量把孩子叫醒。如果孩子叫不醒，就喊叫求救並請人打 911 電話。

2. 讓孩子背躺在硬的表面，像地板上面。

3. 一隻手把孩子的下巴抬高一點點，讓頭往後，然後用另一隻手把額頭往後壓。不要把孩子的嘴巴閉起來。

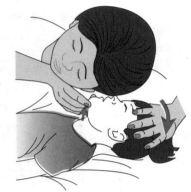

4. 看孩子的胸部有沒有在動。聽一下空氣進進出出的聲音。把您的臉頰靠近孩子嘴巴旁邊，看臉頰有沒有感覺到空氣。

5. 如果孩子沒有呼吸，就開始用口對口人工呼吸。把孩子的鼻子用您的拇指和手指捏起來，繼續握住頭往後，張大您的嘴巴深呼吸一次。用您的嘴巴蓋住孩子的嘴巴。蓋緊。慢慢地吹兩次氣給孩子。這些呼吸應該差不多要 1 1/2 秒到 2 秒久。在吹兩次氣給孩子中間，您自己要呼吸。

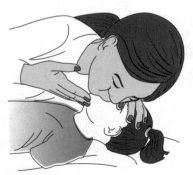

6. 看孩子的胸部有沒有上下起伏。讓孩子的頭往後，嘴巴張開。

7. 如果您第一次吹氣進入孩子嘴巴時，沒有能讓孩子的胸部上下起伏，就再試一次。如果第二次，胸部還是沒有上下起伏，就看第 58 頁要怎麼幫助噎到的孩子。

8. 摸一下脖子旁邊的脈搏來查看孩子的心臟有沒有跳動。 要摸到脈搏，就摸孩子脖子前面，下巴下面的喉頭。然後手指換摸到脖子旁邊。用您的手指輕輕地壓來感覺脈搏。

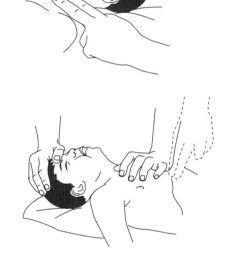

9. 如果沒有脈搏，就開始擠壓胸部。把手掌根放在胸骨的下半部，把孩子的胸部壓下 1 吋到 1 1/2 吋。您應該在孩子旁邊保持跪著的姿勢。

10. 壓五次，然後人工呼吸一次。一分鐘最少人工呼吸 20 次還有胸部擠壓 100 次。用數數來幫助自己維持這個速度。

11. 做完一分鐘的 CPR 後，再查看一次孩子的脈搏。如果有，就不再做胸部擠壓。查看孩子有沒有呼吸。

12. 如果還是沒有脈搏，就繼續擠壓胸部。如果有脈搏，但沒有呼吸，就繼續做口對口人工呼吸。

13. 一直做 CPR 到孩子恢復正常，或是換人做 CPR。做一分鐘的 CPR 後還是沒有人來幫助，**就打 911 電話。**

還有其他什麼有關 CPR 的事情是我應該知道的？

- 美國心臟協會，美國紅十字會，
  和各醫院等都有教 CPR。
  您應該去上課，學會怎樣急救。

- 您一發現孩子沒有脈搏(心跳)或沒有呼吸，
  就馬上開始 CPR。

- 一定要儘快尋求其他幫助。但是如果沒有人來幫助，
  就先做一分鐘的 CPR，然後**打 911 電話**。

- 如果嬰兒或孩子有脈搏，就不要擠壓胸部。

- 現在就學怎麼摸您孩子的脈搏，
  到時候才知道怎麼做。

割傷和擦傷

這是什麼意思？

皮膚上破皮或受傷。

我會看到什麼？

- 皮膚變紅色，有傷口，還有流血。
- 可能還有腫脹。

在家裡，我應該怎麼做？

- 用乾淨的布壓住傷口 10 分鐘來止血。
- 用肥皂和清水把傷口洗乾淨。一定要把任何髒東西洗掉。
- 傷口保持乾淨。您可以用像 polysporin 的藥膏擦在傷口上。您可以在藥房買得到 polysporin。用 OK 繃蓋住傷口。
- 每天換乾淨的 OK 繃。只要一弄髒就換新的。
- 每天至少把 OK 繃拿掉一次。如果 OK 繃黏住了，就用溫水泡。
- 查看傷口有沒有感染的樣子像發紅，腫脹，流膿。

161

我什麼時候應該打電話給醫生或護士？

- 壓住 10 分鐘之後，血還是流不止。
- 傷口很深或是皮膚兩邊合不起來。
- 您覺得您的孩子可能需要打破傷風預防針。
- 傷口附近的皮膚上有紅色的線痕。
- 傷口附近有腫脹，而且傷口有膿流出來。
- 您看到有東西在傷口裡面但是您弄不出來。

還有其他什麼有關割傷和擦傷的事情是我應該知道的？

- 大部份的割傷和擦傷都是在家裡照護就會好的。
- 如果流很多血，請翻到第 140 頁看怎麼辦。

溺水

這是什麼意思？

小孩在水裡面不能呼吸。

我會看到什麼？

- 孩子的臉在水面下。
- 孩子被拉出水面時，可能會哭和咳嗽。
- 孩子被拉出水面時，可能四肢癱軟，而且沒有在呼吸。

在家裡，我應該怎麼做？

- 把孩子從水裡面拉出來。
- 喊叫求救。請人**打 911 電話**。
- 讓孩子背躺下來。
- 看孩子有沒有呼吸 (請看第 155 頁)。
- 如果孩子沒有呼吸，就做口對口人工呼吸 (請看第 155 頁)。

我什麼時候應該打電話給醫生或護士？

- 您的孩子在水裡面超過了幾秒鐘。

我應該怎麼做才能避免孩子溺水？

- 幼兒可能會因為很少量的水就溺水，例如一桶水的量。 不要讓桶內裝有水。不用嬰兒吹氣泳池時，把它弄乾。

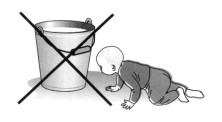

溺水

- 幼兒可能會在馬桶內溺水。所以一定要蓋住馬桶蓋並鎖住。把浴室的門鎖起來，或是用安全隔門，這樣寶寶才不會跑到浴室內。
- 千萬不能留小孩一個人在水邊。就算只有幾秒鐘都不能冒這個險。
- 不要留小孩一個人在浴缸裡。就算只有幾秒鐘都不能冒這個險。
- 泳池，熱按摩浴池，池塘和其他有水的地方旁邊都裝上柵欄。

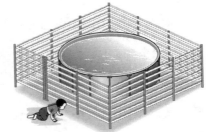

- 教您滿四歲大的孩子怎麼游泳，**但是隨時都要在孩子旁邊**。會游泳的孩子還是可能溺水的。
- 教您的孩子不要獨自一個人靠近水邊。
- 教您的孩子一定要有大人陪著時才去游泳。

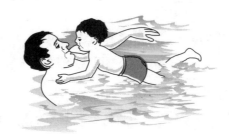

中毒

這是什麼意思？

您的孩子吃了或吸進了什麼讓他或她覺得
不舒服的東西。很多東西都可能讓您的孩子中毒。
例如，清潔用品，維他命，藥品，藥物，
酒精，油漆，還有植物。中毒是很嚴重的事情，
因為可能會造成死亡。

我會看到什麼？

- 您發現您的孩子拿著裝了有毒東西的罐子或瓶子。
  瓶可能開著或空空的。
- 您的孩子嘴唇上或嘴巴內有灼傷。
- 您的孩子想吐。
- 孩子沒有原因地嘔吐。
- 您的孩子很難叫醒。
- 您的孩子呼吸困難。
- 您的孩子胃痛。
- 您的孩子抽搐或痙攣。

中毒

在家裡，我應該怎麼做？

- 如果您覺得孩子吞到了有毒的東西，
  保持冷靜。

- 如果您的孩子有呼吸困難或您叫不醒孩子，
  就馬上**打 911 電話**。

- 如果孩子是清醒的，**馬上打電話給中毒防治中心**。
  美國各地都可以撥通的號碼是 1-800-222-1222。
  把這個號碼寫下來並放在電話旁邊，這樣您需要時，
  就找得到號碼。如果到時候不知道號碼，就**打
  911 電話**或打 1-800-555-1212 查號台問中毒防治中
  心的號碼。

- 要告訴中毒防治中心:
    - 孩子的年齡和體重。
    - 如果知道的話，
      告訴他們被吃下去的藥或毒物的名稱。
    - 如果知道的話，告訴他們吃了多少。
    - 中毒的時間。
    - 您的名字和電話號碼。

- 照著中毒防治中心告訴您的去做。

- **不要**給孩子吐根糖漿。也**不要**強迫孩子嘔吐。

- 除非中毒防治中心這麼說，不然，
  不要給您的孩子大量的水喝。

166

我應該怎麼做才能避免孩子中毒？

- 買藥時要選擇有防止孩童開啟的安全蓋子。

- 把藥物和維他命放置在孩子拿不到的地方。

- 如果家中有客人，請問他們有沒有帶著任何藥物，如果有的話，把他們的藥物放置在孩子拿不到的地方。

- 千萬不要告訴孩子藥物是糖果。

- 給孩子藥物時，要先讀清楚標籤。很多失誤是在晚上發生的，所以要把燈打開，讀清楚藥瓶上的標籤。

- 不要把別人的藥物給您的孩子。

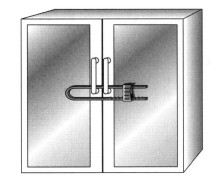

- 所有清潔用品和其他有毒物品都儲存在鎖住的櫃子中。不然您的孩子可能會誤食。

- 不要把香皂，清潔用品或任何其他東西儲存在廚房或浴室的洗手台下面。

- 把東西儲存在原來的包裝。不要把有毒物品存放在食物罐或瓶子內。

- 別讓您的孩子把舊油漆剝落而吃下去，這樣會造成鉛中毒。

- 千萬不要把清潔用品如漂白劑和氨水混合，這樣會產生有毒氣體，嚴重危害您的健康。

- 不要在您的孩子面前吃藥，因為他們可能會想跟著做，也吃藥。

還有其他什麼有關中毒的事情是我應該知道的？

- 教您的保母如果孩子中毒時，要怎麼辦。

- 教您的孩子怎麼**打 911 電話**。

- 如果您的孩子吃了家裡或外面的植物，也有可能中毒。 所以，不要讓您的孩子接近植物，除非您確定哪棵植物沒有毒。如果您不確定的話，可以請問您的醫生或護士。

- 當您在用很強效的清潔用品，聞起來或看出來味道很濃時，要把風扇和窗戶打開。

- 噴殺蟲藥或用其他化學藥劑時，要戴口罩，穿長褲、長袖，穿襪子和鞋子等。不要讓您的孩子靠近。

- 不要在很小的空間，如車庫，露營帳篷，或通風不良的房間裡面燒燃料、木炭，或發動引擎。

生字表

英文

- **UV保護** UV protection — 防曬乳裡面保護皮膚不受陽光傷害的部份。

二劃

- **二手煙** second hand smoke — 呼吸含有香煙的空氣。
- **人工耳道** ear tubes — 醫生放到耳膜上的、很小的塑膠管，讓液體流出耳朵。

三劃

- **大便** bowel movement (BM) — 我們的身體排出固體材料（廢物）的方式。又叫做糞便。
- **口腔** oral — 跟嘴巴有關的。

四劃

- **牙醫** dentist — 牙齒的醫生。
- **水泡** blister — 皮膚上面充滿像水一樣的液體、鼓起來的地方。
- **水銀** mercury — 在體溫計裡面您看到的銀色線，是一種化學物。
- **毛** wool — 一種非常溫暖的衣服材料。

五劃

- **打針** shots — 用針將藥品打到皮膚裡。
- **用牙線** floss — 清理牙齒間空隙。

生字表

六劃

- **沒有知覺** unconscious — 沒有辦法被叫醒。
- **耳膜** eardrum — 在耳朵很裡面的一片薄皮，會因為聲音而震動，幫助我們聽到聲音。
- **成藥** over-the-counter — 不用醫生指示，您就可以買的藥品。
- **休克** shock — 因為軟弱或失去知覺、發冷汗、和脈搏無力而產生的非常糟糕的狀況。
- **奶嘴** pacifier — 給幼兒吸的假奶頭，可以讓他們安靜下來。

七劃

- **防曬乳** sunscreen — 塗在皮膚上預防曬傷的乳液。
- **抗生素** antibiotic — 一種由醫生指示的藥品，用來殺死造成感染的細菌。
- **尿尿** pee — 小便，身體的液體廢物。
- **吸鼻球** suction bulb — 用來把鼻涕吸出鼻子的工具。
- **肚臍** belly button — 肚子中間，連接臍帶的地方。
- **肚臍，肚臍眼** navel — 肚子中間連接臍帶的部份。
- **吞嚥** swallow — 把食物從嘴巴送到肚子的動作。

八劃

- **呼吸** breathing — 把氣體吸進肺部和排出來的動作。
- **抽搐** seizure — 自己無法控制的、全身或身體一部份突然的動作。又叫做驚厥性抖動。
- **抬高** elevate — 舉高、放高。
- **直腸的** rectal — 跟直腸有關的。
- **直腸（肛門）** rectum — 大便出來的部份。

生字表

- **毒物** poison — 吃下去會令人病得很重的東西。
- **受傷** injury — 受到傷害。
- **暫時昏迷** black-out — 好像睡著的狀態，沒有辦法醒來。
- **昏迷** coma — 因為生病或受傷而造成的、像是熟睡的狀態。
- **昏倒** faint — 覺得軟弱、倒在地上。

九劃

- **疫苗接種** vaccinations — 在某些年齡打的針，用來預防得到某些病。又叫做預防接種。
- **洗髮精** shampoo — 洗頭髮用的肥皂液。
- **咳嗽痙攣** coughing spasm — 好久沒有辦法停止的咳嗽。
- **胃** stomach — 在身體裡面，食物會進去的地方。通常是指整個肚子範圍。
- **氟化物** fluoride — 加在自來水裡的東西，來防止蛀牙。

十劃

- **疹子** rash — 皮膚上的紅點。
- **病毒** virus — 很小很小、看不見的東西，可以在人與人之間傳染，讓人生病。
- **病毒的** viral — 有關病毒的。
- **海綿澡** sponge bath — 用毛巾擦洗、不用浴缸的澡。
- **流口水** drooling — 液體從嘴巴流出來。
- **展開** flare — 張得更開。
- **氣喘** asthma — 一種病，會因為傷風感冒、或接觸煙霧、灰塵、寵物、或其他孩子會過敏的東西，而造成氣管緊縮或關閉。
- **氣管** airway — 從喉嚨後通到肺部的、呼吸用的管道。
- **氣管** wind pipe — 從喉嚨後通到肺部的管道。

生字表

- **脈搏** pulse — 心跳促使血液流經身體。
- **陰部** groin — 身體前方，兩隻腿之間、腿連接身體的部份。

十一劃

- **疾病** disease — 生病或有病。
- **眼皮** eyelid — 蓋住眼睛的皮膚。
- **蛀牙** cavity — 因為殘留的食物腐壞，造成牙齒上的洞。
- **蛀牙** tooth decay — 牙齒的變壞。
- **處方** prescription — 醫生所給的開藥指示。
- **脫水** dehydration — 身體失去太多水分的狀態。
- **細菌** bacteria — 會讓您生病的細胞。
- **細菌** germs — 您看不到的、會讓您生病的東西。

十二劃

- **痘子** pimple — 皮膚上小小的紅色或白色的突起。
- **驚厥性抖動** convulsion — 自己不能控制的、全身或身體一部份突然的動作。又叫做抽搐。
- **痙攣、抽搐** spasm — 人沒有辦法控制的肌肉的收縮。
- **痛處** irritated — 身上痛的地方。
- **發冷** chills — 感覺很冷而且發抖。
- **發抖** shiver — 因為寒冷或發燒而抖動。
- **發燒** fever — 體溫比正常高。
- **過敏** allergy — 因為某些東西而生病（癢、打噴嚏、起蕁麻疹、呼吸困難、或甚至沒有知覺），例如某種藥品、食物、植物、灰塵、或其他東西。
- **腋下** axilla — 手臂下方或腋窩。

生字表

- **結痂** crusty — 身體上乾掉的舊皮膚或液體。
- **結痂** scab — 因為原來的潰爛、痘子、或傷口的復原，皮膚上結的咖啡色硬疤。

十三劃

- **煙霧警報器** smoke detectors — 會因為火災或煙霧而發出很大聲音的設備。
- **預防接種** immunizations — 在某些時候打的針，用來預防某些病。
- **鼓脹** bulging out — 腫起來或鼓起來。
- **微溫水** lukewarm water — 不燙也不冷的水。溫度感覺起來跟體溫一樣高。
- **腫脹** swollen — 變大的部份。

十四劃

- **腐爛** rot — 變爛、腐壞。
- **滲出** oozing — 液體慢慢流出。
- **鼻孔** nostril — 鼻子的開口。

十五劃

- **標籤** label — 藥罐上貼的紙，告訴您如何給藥。它還會告訴您藥裡面含有什麼，和其他有關這種藥的事情。在給藥以前，一定要讀標籤。
- **模糊** blurred — 沒有辦法看清楚。

十六劃

- **頭昏** dizzy — 覺得房間在繞、在旋轉。
- **錢癬** ringworm — 皮膚、頭皮或腳的感染。

生字表

十七劃

- **濕氣機** humidifier — 可以將水氣散佈到空氣中的機器。
- **擦拭酒精** rubbing alcohol — 不是用來喝的，而是用來清洗體溫計和其他東西的透明液體。
- **瞳孔** pupil — 眼睛中間黑色的圓點。
- **膿** pus — 受到感染的時候，身體產生的濃稠液體。通常是黃色或綠色，可能有臭味。
- **黏液** mucus — 身體產生的厚厚的液體，用來保護鼻子、喉嚨，和身體上其他部位。生病的時候，身體可能會產生黏膜。

十九劃

- **藥品** medicine — 您吃下去或塗在身體上的東西，讓您感覺舒服一點。
- **藥房** drugstore — 您可以買藥的商店。
- **藥膏** ointment — 您塗在皮膚上或眼睛裡的藥。
- **藥劑師** pharmacist — 拿給您醫生所開處方藥品的人。藥劑師可以幫助您買成藥或其他保健用品。

二十三劃

- **體溫** temperature — 人的身體熱的程度。
- **體溫計** thermometer — 用來量體溫的東西。

從筆劃
找這本書的內容

從筆劃找這本書的內容

從筆劃找這本書的內容

從筆劃找這本書的內容

從筆劃找這本書的內容

我們要感謝的人

我們要感謝下面這些人對這本書的幫助：

Corby Bashaw

Gloria J. Bateman

Albert Barnett, MD

Linda Bednar

Stephanie Renee Booth, MD

Margaret Brady, PhD, RN, CPNP

Ben A. Carlsen, Ed.D.

Lisa Deer

Robin King-Dodge

Dinesh Ghiya, MD

Diane Hebert, MPH

Marian Henry, RRT, MPH, CHES

Nancy Izuno

Laura Johnson

Nai Kang, MPH, CHES

Gary F. Krieger, MD

Rita London

Victor London

Patricia Lovera

Judith Whitney Leonard, RN, MSN, CPNP

Dana Mann, MPH, CHES

Carol Mathews, MPH

Thomas R. Mayer, MD

Nancy McDade

Dora L. McMillan

Ruby Raya-Morones, MD, MPH

Chawn Naughton

Michael O'Neal

Greg Perez, BS

Dolores Ramos, RDH, BS

Philip Rapa

Gary Richwald, MD, MPH

Audrey Riffenburgh, MA

Steven Rosenberg, MD, MPH

Nancy Rushton, RN, BSN

Duane Saikami, Pharm.D.

Alma Sanchez

Suzanne Snyder

Carole Talan, Ed.D.

Robert Vouga, MA, Ed.D.

Elaine Weiner, RN, MPH

Jacqueline Zazueta

這一套內的其他書

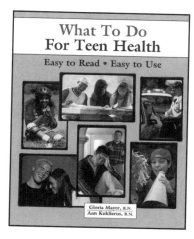

ISBN 0-9701245-2-X
$12.95

What To Do
For Teen Health

青少年時期對父母親和青少年自己都不容易。
您有很多方法可以幫助您的孩子。現在終於有一
本容易讀懂，又容易使用的書，這本書是由兩位
專業護士編寫的。書中告訴您：

- 青少年身體的變化。
- 怎麼為青少年時期做好準備。
- 怎麼和您青少年的孩子談話。
- 您可以怎麼和青少年的孩子更親近。
- 怎麼幫您青少年的孩子在學校的課業。
- 詳談約會和性。
- 怎麼保護您青少年的孩子的安全。
- 有麻煩的徵兆和到哪裡尋求幫助。

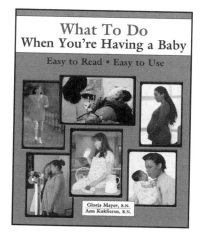

ISBN 0-9701245-6-2
$12.95

What To Do
When You're Having a Baby

婦女可以為生出健康的寶寶做許多準備。這一本
容易讀懂，又容易使用的書，是由兩位專業護士
編寫的，書中告訴您：

- 怎麼為懷孕做好準備。
- 有關您懷孕時所需要的醫療照護。
- 當您懷孕時，不應該做的事。
- 怎麼照顧您自己才能生出健康的寶寶。
- 您每個月身體的變化。
- 您可以做的，讓自己更舒服的簡單事情。
- 有問題的警訊，和怎麼處理。
- 詳談陣痛和分娩。
- 怎麼餵食和照顧您的初生寶寶。

也有西班牙文版。
*也有越南文版。
若要訂購，請電 (800) 434-4633。

這一套內的其他書

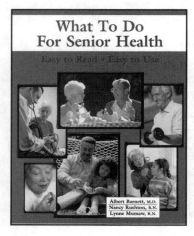

ISBN 0-9701245-4-6
$12.95

What To Do
For Senior Health*

您有很多方法可以在老年時照顧您自己的健康。書中告訴您：

- 年紀大時的身體變化
- 老年人常見的健康問題。
- 健康保險注意事項。
- 怎麼選擇醫生和到哪裡接受醫療服務。
- 買藥和服藥。
- 您可以做的，避免跌倒和意外的簡單事情。
- 您可以怎麼維持健康。

What To Do
For Healthy Teeth

從小就照顧好牙齒是很重要的。這本書教您怎麼做，也詳細解釋牙齒，牙齦，和牙醫怎麼幫您維持牙齒的健康。

- 怎麼照顧您的牙齒和牙齦。
- 您需要什麼來照顧您的牙齒和牙齦。
- 要生寶寶時怎麼照顧您的牙齒。
- 照顧您孩子的牙齒。
- 什麼時候給牙醫打電話。
- 看牙醫時，應該會做什麼。
- 老年人的牙齒健康。
- 如果您口腔或牙齒受傷了，應該怎麼辦。

ISBN 0-9720148-0-2
$12.95

也有西班牙文版。
*也有越南文版。
若要訂購，請電 (800) 434-4633。